Es fácil perderse en el mundo del cáncer

Deje que NCCN Guidelines for Patients® lo oriente

- ✓ Guías paso a paso para conocer las alternativas de tratamiento para el cáncer que tienen más probabilidades de dar buenos resultados
- ✓ Basadas en las guías para el tratamiento usadas por los profesionales de atención médica en todo el mundo
- ✓ Diseñadas para ayudarlo a hablar sobre el tratamiento del cáncer con sus médicos

National Comprehensive Cancer Network®

La NCCN Guidelines for Patients® fue desarrollada por National Comprehensive Cancer Network® (NCCN®)

NCCN

- Una alianza de centros oncológicos de gran importancia en los Estados Unidos dedicados a la atención de los pacientes, la investigación y la educación

Centros oncológicos que forman parte de NCCN:
NCCN.org/cancercenters

NCCN Clinical Practice Guidelines in Oncology (NCCN Guidelines®)

- Desarrollada por los médicos de los centros oncológicos de NCCN por medio de las investigaciones más recientes y su larga experiencia
- Para profesionales de tratamiento oncológico de todo el mundo
- Recomendaciones de expertos para la detección, el diagnóstico y el tratamiento del cáncer

Versión gratuita en línea en
NCCN.org/guidelines

NCCN Guidelines for Patients

- Presenta la información de NCCN Guidelines en un formato que facilita el aprendizaje
- Para las personas con cáncer y sus grupos de apoyo
- Explica las alternativas de tratamiento para el cáncer que tienen más probabilidades de dar buenos resultados

Versión gratuita en línea en
NCCN.org/patientguidelines

NATIONAL COMPREHENSIVE CANCER NETWORK FOUNDATION
Guiding Treatment. Changing Lives.

con el apoyo financiero de NCCN Foundation®

NCCN Guidelines for Patients se basa en NCCN Guidelines® para el cáncer de próstata (versión 2.2020, 21 de mayo de 2020).

La **NCCN Foundation** tiene como objetivo apoyar a los millones de pacientes y familias afectados por un diagnóstico de cáncer por medio de la financiación y distribución de la NCCN Guidelines for Patients. La NCCN Foundation también está comprometida con el desarrollo de tratamientos para el cáncer por medio de la financiación de los médicos prometedores del país en el centro de innovación para la investigación del cáncer. Para obtener más detalles y acceder a la biblioteca completa de recursos para pacientes y cuidadores, visite NCCN.org/patients.

National Comprehensive Cancer Network (NCCN) / NCCN Foundation
3025 Chemical Road, Suite 100
Plymouth Meeting, PA 19462
+1 215.690.0300

Avalado por

California Prostate Cancer Coalition (CPCC)

CPCC se enorgullece de apoyar a este recurso importante. Consideramos que es la guía más comprensible y completa para los hombres con diagnóstico de cáncer de próstata que realmente desean comprender de qué se trata la enfermedad y cuáles son las opciones de tratamiento específicas. prostatecalif.org

Malecare Cancer Support

Los miembros del grupo Malecare Cancer Support saben que nada es más desconcertante que tomar decisiones sobre el tratamiento del cáncer de próstata. La Guía NCCN Patient Guidelines proporciona un excelente punto de partida para la discusión, particularmente para los estadounidenses de raza negra que presentan una tasa de mortalidad por cáncer de próstata que duplica la de los hombres de raza blanca. malecare.org

National Alliance of State Prostate Cancer Coalitions (NASPCC)

NASPCC apoya firmemente la Guía NCCN Guidelines for Patients para pacientes con cáncer de próstata en estadio avanzado como un recurso invaluable para pacientes y otras personas. Es una gran recopilación de información importante y confiable sobre el cáncer de próstata en un formato comprensible. naspcc.org

National Prostate Cancer Awareness Foundation (PCaAware)

Un excelente recurso para pacientes que buscan comprender mejor el proceso que deben recorrer. pcaaware.org

Prostate Cancer Foundation

La Prostate Cancer Foundation es la organización filantrópica líder en el mundo dedicada a financiar investigaciones sobre el cáncer que salvan vidas. La Guía NCCN Patient Guidelines para pacientes con cáncer de próstata en estadio avanzado incluye información esencial sobre el diagnóstico y el tratamiento de manera comprensible. Sirve como una base de conocimiento a medida que los pacientes y las familias comienzan a hablar sobre las opciones de tratamiento con su profesional de atención médica. pcf.org

Urology Care Foundation

La Urology Care Foundation es la principal fundación de salud urológica sin fines de lucro del mundo y la fundación oficial de la American Urological Association. Como organización que cree firmemente en proporcionar a los pacientes con cáncer de próstata, sus cuidadores y las personas afectadas por esta enfermedad las herramientas educativas y los recursos necesarios para tomar decisiones informadas sobre el cuidado y el tratamiento, nos complace respaldar la Guía NCCN Guidelines for Patients. urologyhealth.org

Veterans Prostate Cancer Awareness

Veterans Prostate Cancer Awareness reconoce a la National Comprehensive Cancer Network (NCCN) por desarrollar la Guía para pacientes para usarla como un estándar en la educación y concientización de los proveedores y de los pacientes con cáncer de próstata. En nombre de todos los veteranos, VPCa agradece a NCCN por proporcionar esta valiosa herramienta para usar como guía en el recorrido para enfrentar el cáncer de próstata. vetsprostate.org

ZERO – The End of Prostate Cancer

Cada 16 minutos un hombre pierde su batalla contra el cáncer de próstata. Como la principal organización nacional que lucha contra el cáncer de próstata, ZERO se enorgullece de apoyar la Guía NCCN Guidelines for Patients, un recurso de primer nivel para ayudar a los pacientes y sus familias a recorrer el proceso contra el cáncer de próstata. Puede encontrar otros recursos y programas de apoyo gratuitos para la comunidad del cáncer de próstata en zerocancer.org

Con el generoso respaldo de

Marianne y Donald Green

Francine Parnes

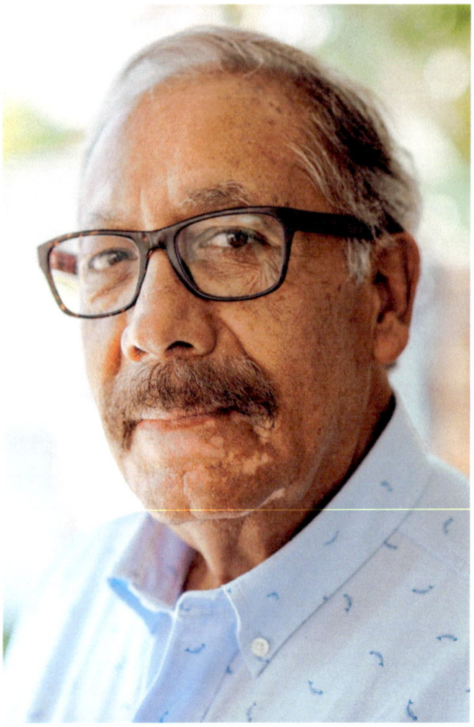

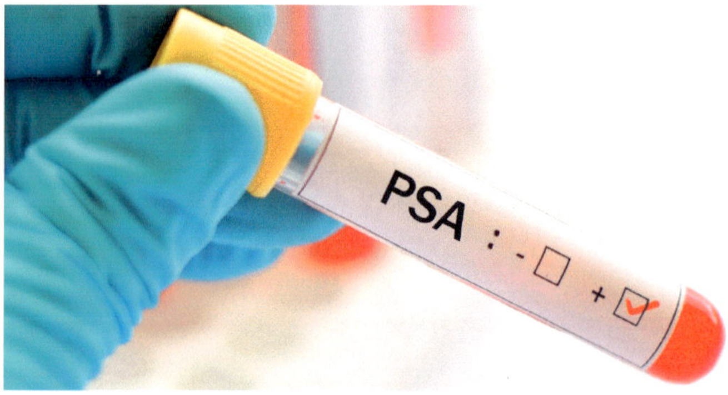
PSA

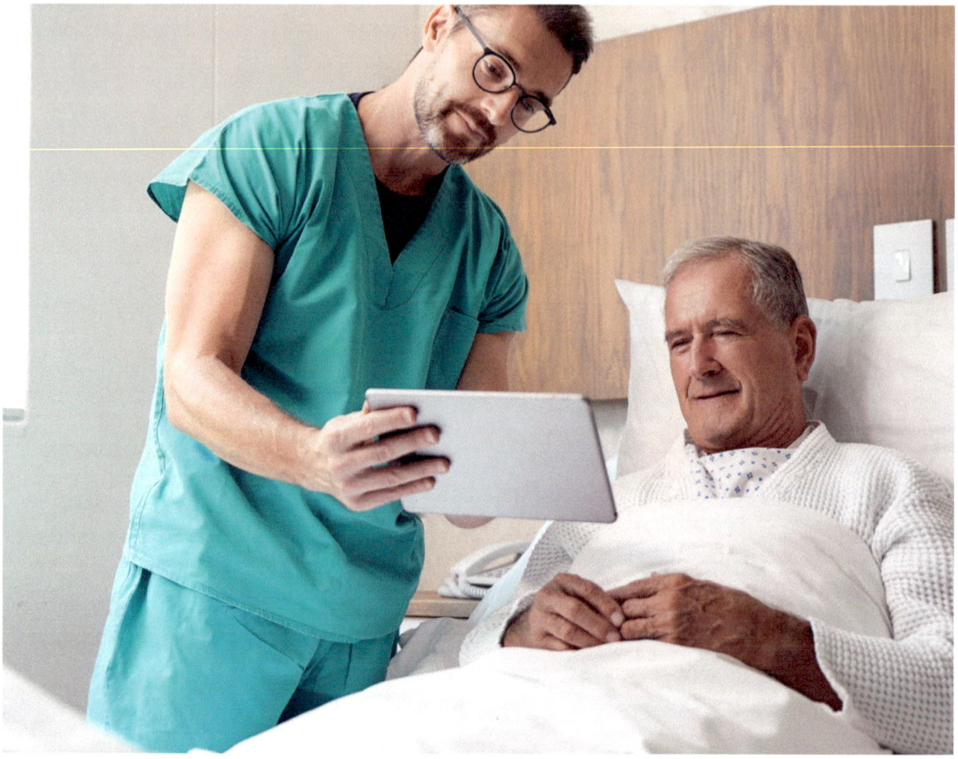

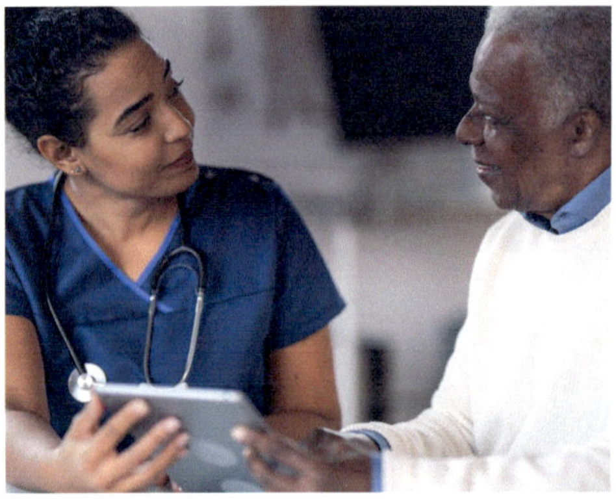

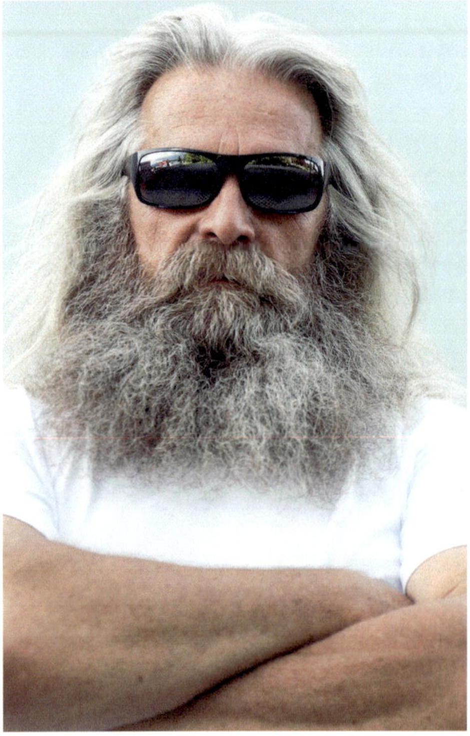

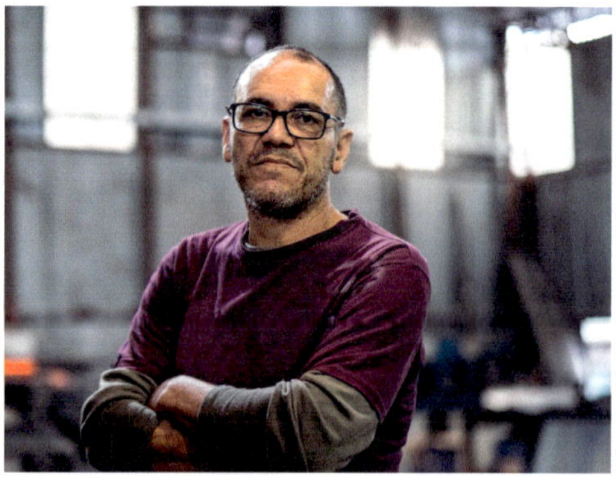

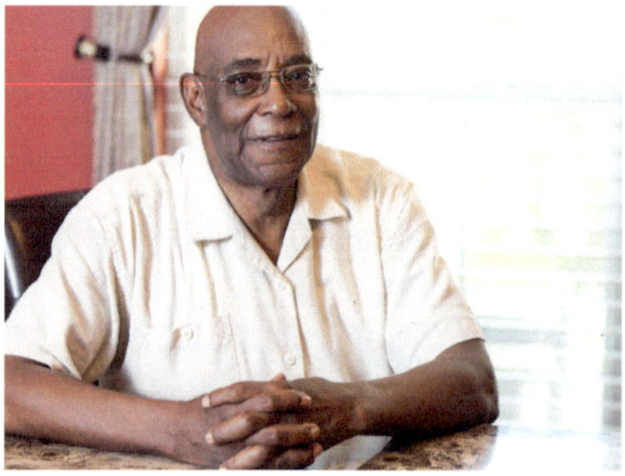

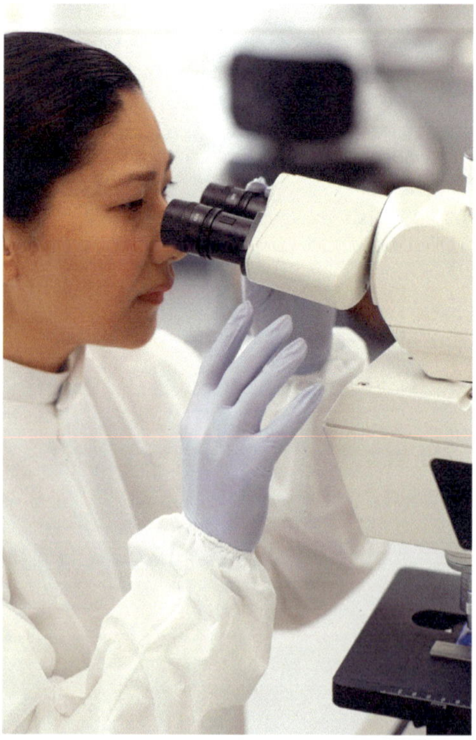

Contenido

1
Nociones básicas sobre el cáncer de próstata

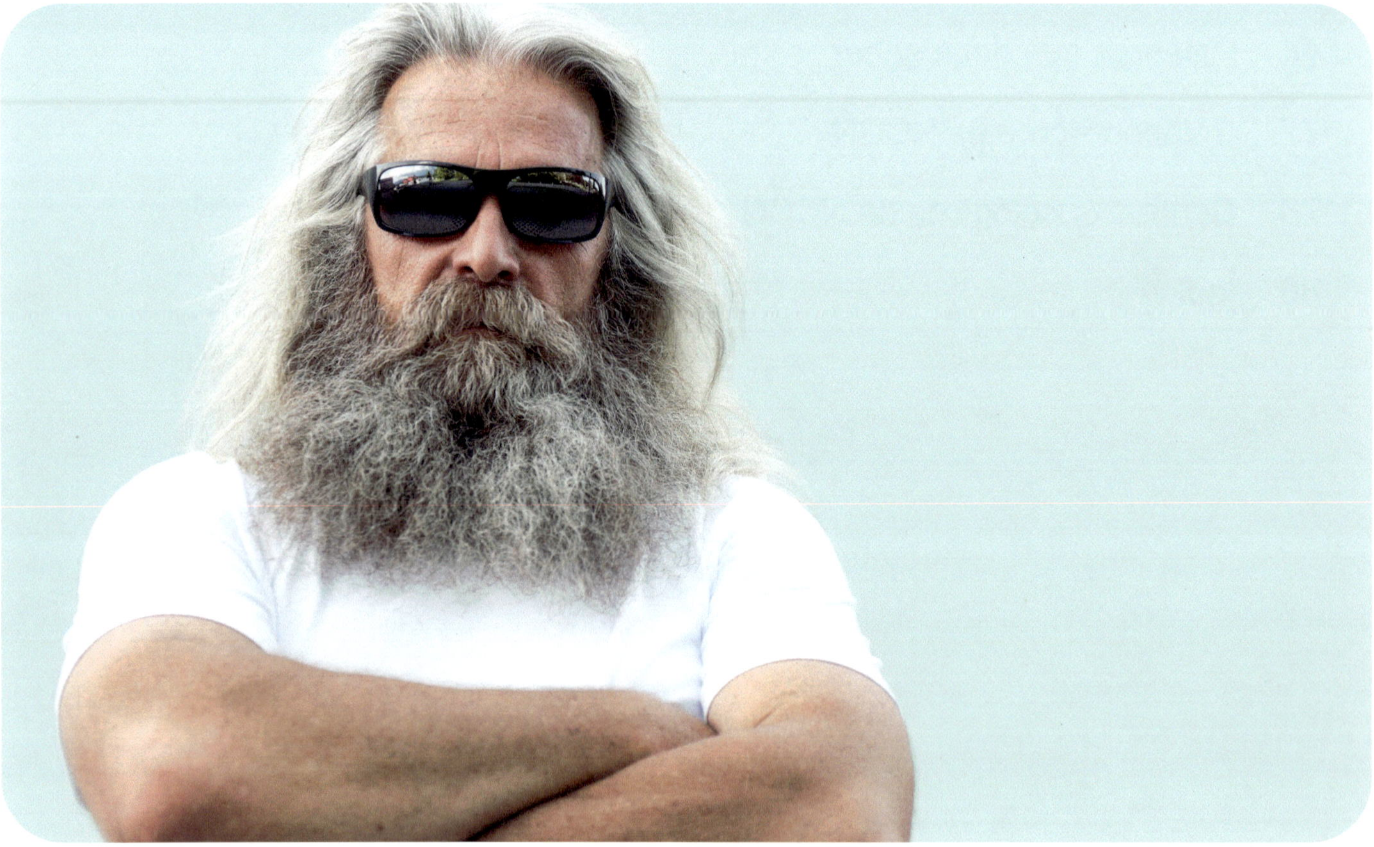

La próstata es una glándula ubicada debajo de la vejiga. El cáncer de próstata en estadio avanzado no puede curarse con cirugía ni radioterapia. El cáncer de próstata en estadio avanzado puede ser metastásico, pero no siempre. En este capítulo se presenta una descripción general del cáncer de próstata.

La próstata

La próstata es una glándula del tamaño de una nuez. Una glándula es un órgano que produce fluidos o sustancias químicas que el cuerpo necesita. La glándula prostática produce un fluido de color blanco que forma parte del semen. El semen está formado por espermatozoides de los testículos y fluido de la próstata y otras glándulas sexuales. Durante la eyaculación, el semen se libera del cuerpo a través del pene.

La próstata se encuentra debajo de la vejiga cerca de la base del pene y frente al recto. La próstata se puede palpar durante un examen rectal. A medida que un hombre envejece, la próstata tiende a agrandarse.

La próstata rodea la uretra. La uretra es un tubo que transporta la orina desde la vejiga y fuera del cuerpo. Las dos vesículas seminales se encuentran arriba de la próstata y detrás de la vejiga. Las vesículas seminales también son glándulas y producen un fluido que forma parte del semen. El semen sale del cuerpo a través de la uretra.

La próstata

La glándula prostática se ubica debajo de la vejiga.

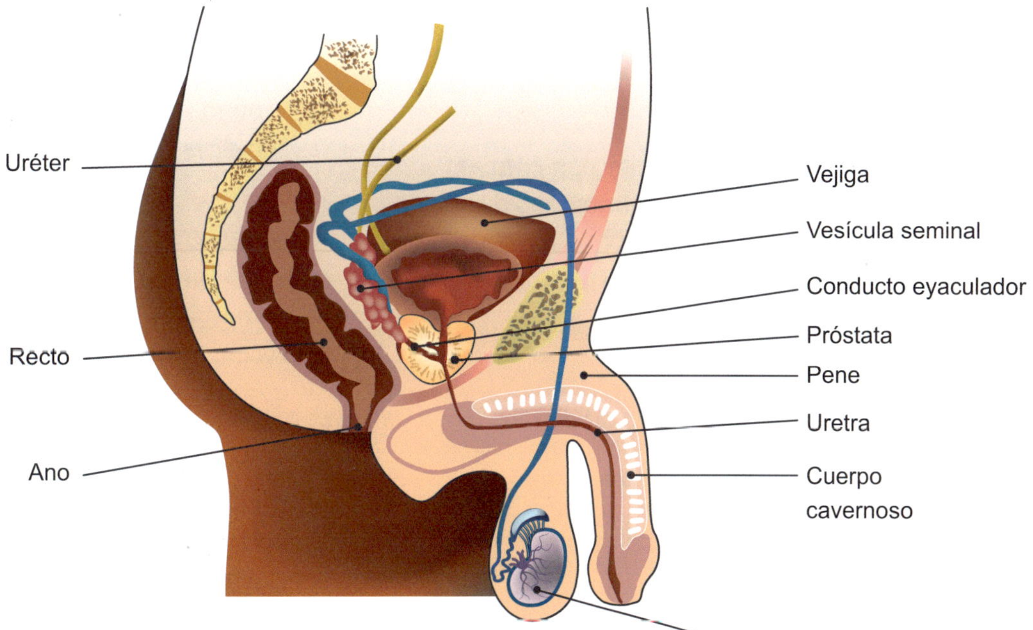

Datos sobre el cáncer de próstata

Un factor de riesgo es algo que aumenta las probabilidades de tener cáncer.

Algunos datos:

- Todos los hombres tienen riesgo de tener cáncer de próstata.
- 1 de cada 9 hombres desarrollará cáncer de próstata.
- La edad es el factor de riesgo más común. Cuanta más edad tiene un hombre, la probabilidad de desarrollar cáncer de próstata es mayor.

Hombres estadounidenses de raza negra

Todos los hombres tienen riesgo de tener cáncer de próstata, pero los hombres estadounidenses de raza negra tienen más probabilidades de desarrollarlo y a una edad más temprana. El cáncer en hombres estadounidenses de raza negra tiende a ser más agresivo y más avanzado. Sin embargo, una vez diagnosticados, los hombres estadounidenses de raza negra obtienen resultados de tratamiento similares a los de otros hombres con el mismo estadio de cáncer.

Antecedentes familiares

Los hombres que tienen un familiar con cáncer de próstata tienen una mayor probabilidad de padecer la enfermedad. Aquellos con antecedentes familiares de ciertos tipos de cáncer tienen riesgo de presentar cáncer de próstata.

Cómo se extiende el cáncer de próstata

El cáncer es una enfermedad que comienza en las células del cuerpo. El cáncer de próstata comienza en las células de la glándula prostática. Casi todos los cánceres de próstata son adenocarcinomas. Un adenocarcinoma es un tipo de cáncer en las células que secretan fluidos u otras sustancias. Los adenocarcinomas de la próstata son el foco de este libro.

A diferencia de las células normales, las células cancerosas pueden crecer o extenderse a otras partes del cuerpo.

La metástasis se refiere a la extensión del cáncer.

- El cáncer que está contenido completamente dentro de la próstata se denomina **cáncer de próstata localizado**.
- El cáncer que se ha extendido desde la glándula prostática hasta los ganglios linfáticos cercanos, pero no más allá, se llama **cáncer de próstata regional**.
- El cáncer que se ha extendido más allá de la próstata o los ganglios linfáticos regionales se denomina metástasis a distancia y puede denominarse **cáncer de próstata metastásico**.

El cáncer se puede extender a sitios distantes a través de la sangre. El cáncer de próstata puede hacer metástasis en los huesos, los ganglios linfáticos, el hígado, los pulmones y otros órganos.

El cáncer también se puede extender a través del sistema linfático. El sistema linfático contiene un fluido transparente llamado linfa. La linfa proporciona agua y alimento a las células. También contiene glóbulos blancos que ayudan a combatir gérmenes. Los ganglios linfáticos filtran la linfa y eliminan los gérmenes. La linfa viaja por todo el cuerpo a través de los vasos, al igual que la sangre. Los vasos y ganglios linfáticos se encuentran en todo el cuerpo.

Acerca de este libro

Este libro está dirigido a los hombres con cáncer de próstata en estadio avanzado o metastásico.

El cáncer de próstata es un tipo de cáncer que no puede curarse con cirugía ni radiación. El cáncer de próstata en estadio avanzado puede ser metastásico, pero no siempre. Por ejemplo, el cáncer en estadio avanzado, como el cáncer de próstata resistente a la castración, puede o no ser metastásico.

Puede encontrar información sobre el cáncer de próstata regional en la Guía *NCCN Guidelines for Patients: Cáncer de próstata, estadio temprano* en NCCN.org/patientguidelines

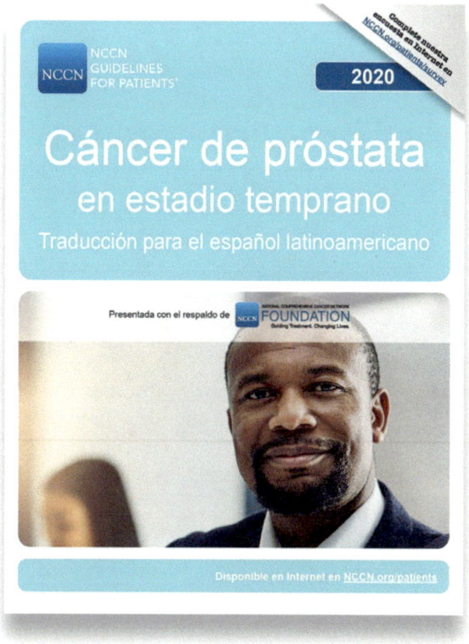

Repaso

- La glándula prostática produce un fluido que forma parte del semen.
- El cáncer de próstata comienza en las células de la glándula prostática.
- Las células cancerosas pueden extenderse a otras partes del cuerpo a través de la sangre o de la linfa.
- Todos los hombres tienen riesgo de tener cáncer de próstata, pero los hombres estadounidenses de raza negra tienen más probabilidades de desarrollarlo.

2

Estudios sobre el cáncer de próstata

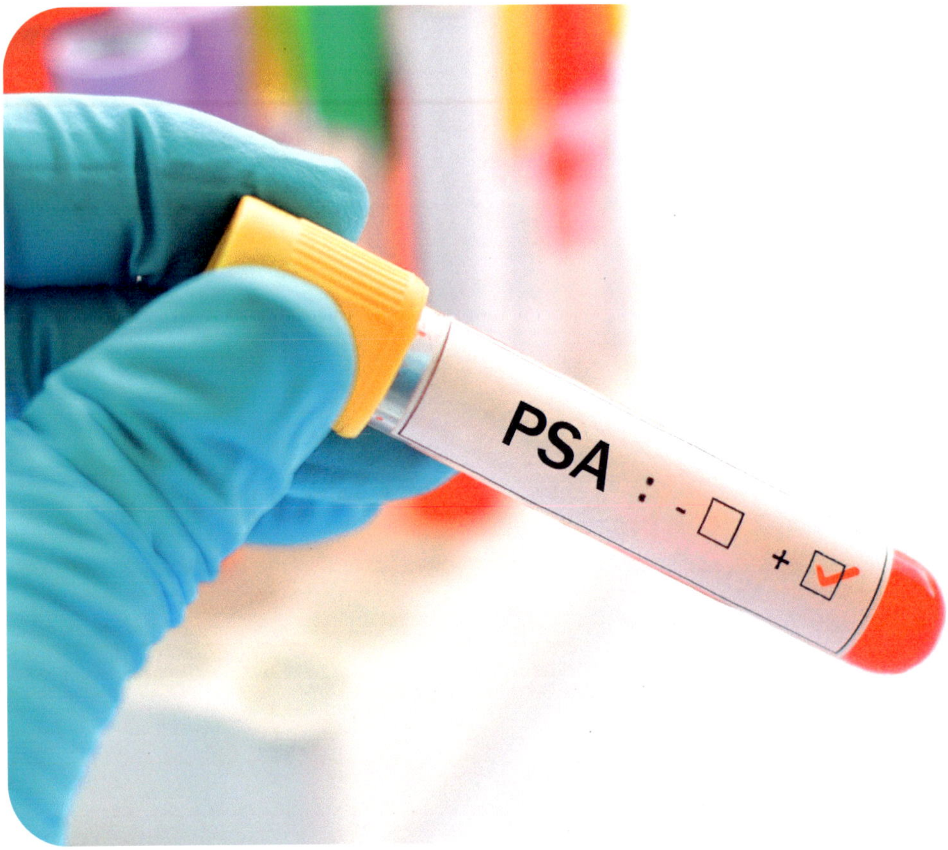

Los estudios se realizan para detectar y tratar el cáncer de próstata. Para confirmar el cáncer, se debe realizar una biopsia. Este capítulo presenta una descripción general de qué estudios puede realizarse y qué puede esperar.

Resultados de los estudios

Los resultados de los análisis de sangre, los estudios de diagnóstico por imágenes y la biopsia se utilizarán para determinar su plan de tratamiento. Es importante que comprenda lo que significa cada estudio. Haga preguntas y guarde copias de los resultados de sus estudios. Los portales para pacientes en internet son una excelente manera de acceder a los resultados de sus estudios.

Ya sea que busque una segunda opinión, resultado o visita al consultorio, tenga en cuenta lo siguiente:

- Vaya acompañado a las visitas al médico si es posible.
- Escriba preguntas y tome notas durante las citas. No tenga miedo de hacer preguntas a su equipo de atención. Conozca a su equipo de atención y permítales que lo conozcan a usted.
- Haga copias de los resultados de los análisis de sangre, de los exámenes de diagnóstico por imágenes y de los informes sobre el tipo específico de cáncer que tiene.
- Organice su documentación. Arme archivos para los formularios del seguro, la historia clínica y los resultados de los estudios. Puede hacer lo mismo en su computadora.
- Elabore una lista con la información de contacto de todos los miembros del equipo de atención. Agréguela a su carpeta o cuaderno. Coloque la lista en su refrigerador o guárdela junto al teléfono.

Arme una carpeta médica

Un cuaderno o carpeta médica es una excelente manera de organizar toda su historia clínica en un solo lugar.

- Haga copias de los resultados de los análisis de sangre, de los exámenes de diagnóstico por imágenes y de los informes sobre su tipo específico de cáncer. Será útil al buscar una segunda opinión.
- Elija una carpeta que se adapte a sus necesidades. Procure que tenga un bolsillo con cremallera para llevar un bolígrafo, un pequeño calendario y las credenciales del seguro.
- Arme carpetas para los formularios del seguro, la historia clínica y los resultados de las pruebas. Puede hacer lo mismo en su computadora.
- Use los portales para pacientes en internet para ver los resultados de los análisis u otros registros. Descargue o imprima los registros y guárdelos en su carpeta.
- Organícela como le resulte más conveniente. Agregue una sección para tomar notas y escribir preguntas.
- Lleve su carpeta médica a las consultas. ¡Nunca se sabe cuándo puede necesitarla!

Estudios de salud general

Antecedentes médicos

La historia clínica es un registro de todos los problemas de salud y tratamientos que ha tenido durante su vida. Esté preparado para enumerar las enfermedades o lesiones que ha tenido y cuándo ocurrieron. Lleve una lista de los medicamentos nuevos y antiguos e incluso los de venta libre, herbarios o los suplementos que esté tomando. Informe a su médico sobre cualquier síntoma que tenga. Los antecedentes médicos ayudan a determinar qué tratamiento es el mejor.

Antecedentes familiares

Algunos cánceres, como otras enfermedades, pueden ser hereditarios. Su médico le preguntará sobre los antecedentes médicos de sus familiares consanguíneos. Esta información se llama antecedentes familiares. Es importante preguntarles a los familiares, tanto del padre como de la madre, sobre todos los antecedentes de cáncer, no solo de cáncer de próstata. Pregunte sobre otros problemas de salud como enfermedades cardíacas y diabetes, a qué edad se les diagnosticó y si alguien murió a causa del cáncer. Comparta esta información y cualquier cambio en los antecedentes familiares con su profesional de atención médica.

Examen físico

Durante el examen físico, un médico revisará su cuerpo para detectar signos de enfermedad.

Es posible que el profesional de atención médica realice lo siguiente:

- Le tome la temperatura, la presión arterial, el pulso y el ritmo de su respiración.
- Lo pese.
- Ausculte el corazón y los pulmones.
- Observe sus ojos, oídos, nariz y garganta.
- Palpe y aplique presión en distintas partes de su cuerpo para ver si los órganos tienen tamaño normal, están blandos o duros o si duelen cuando los toca. Avise a su médico si siente dolor.
- Palpe los ganglios linfáticos agrandados en el cuello, la axila y la ingle. Informe al médico si siente bultos o tiene dolor.
- Realice un examen (prostático) de tacto rectal para revisar la próstata.

Estudios de diagnóstico por imágenes

En los estudios de diagnóstico por imágenes, se toman fotografías del interior del cuerpo. Estos estudios se realizan para detectar y tratar el cáncer de próstata. En los estudios de diagnóstico por imágenes se observan el tumor primario, o dónde comenzó el cáncer, y buscan cáncer en otras partes del cuerpo.

Un radiólogo, experto que revisa las imágenes de los estudios, redactará un informe y se lo enviará a su médico. Su médico analizará los resultados con usted. No dude en hacer tantas preguntas como desee.

Exploración por TC

Una exploración por tomografía computada (TC o TAC) usa rayos x y tecnología para tomar imágenes del interior del cuerpo. Toma varias radiografías de la misma parte del cuerpo desde distintos ángulos. Todas las imágenes se combinan para hacer una imagen detallada.

Una exploración por TC de su pecho, abdomen o pelvis puede ser uno de los estudios que se usan para detectar si el cáncer se extendió a otras áreas (es decir, si hizo metástasis). La exploración por TC es efectiva para ver los ganglios linfáticos y el área alrededor de la próstata.

Antes de la exploración por TC, es posible que le administren un medio de contraste. Los materiales de contraste no son tintes, sino sustancias que ayudan a resaltar ciertas áreas del cuerpo. El medio de contraste se usa para que las imágenes sean más claras. El medio de contraste no es permanente y se expulsa del cuerpo a través de la orina.

Avise a sus médicos si ha tenido reacciones adversas al medio de contraste en el pasado. Esto es importante. Es posible que le administren medicamentos, como Benadryl® y prednisona, para la alergia al medio de contraste. Es posible que no se utilice el medio de contraste si tiene una alergia grave o si sus riñones no funcionan bien.

Exploración por IRM

Una exploración por imagen por resonancia magnética (IRM) usa ondas sonoras e imanes potentes para tomar fotografías del interior del cuerpo. No usa rayos x. Al igual que en una exploración por TC, se puede utilizar un material de contraste para que las imágenes sean más claras.

La IRM puede realizarse para determinar si el cáncer de próstata hizo metástasis en los ganglios linfáticos cercanos de la pelvis.

IRMmp

Una IRM multiparamétrica (IRMmp) es un tipo especial de exploración por IRM. En una IRMmp, se realizan múltiples exploraciones sin medio de contraste seguidas de otra IRM con contraste.

Es posible que tenga que realizarse más de una IRMmp durante el curso del tratamiento. Se puede realizar para obtener más información sobre el cáncer de próstata o para buscar sangrado después de una biopsia. Una IRMmp podría ayudar a detectar ciertos tipos de tumores.

Exploración por TEP

Una tomografía por emisión de positrones (TEP) utiliza un fármaco radiactivo llamado radiomarcador. Un radiomarcador es una sustancia que se inyecta en una vena. Las células cancerosas aparecen como puntos brillantes en las exploraciones por TEP. No todos los puntos brillantes son cáncer. Es normal que el cerebro, el corazón, los riñones y la vejiga se vean brillantes en la TEP.

A menudo, la exploración por TEP se combina con una TC o una IRM. Este estudio combinado se llama exploración TEP/TC o TEP/IRM. Se puede usar para detectar tumores pequeños (metástasis) en tejidos blandos y en los huesos.

Gammagrafía ósea

Una gammagrafía ósea utiliza un radiomarcador para tomar imágenes del interior de los huesos. Un radiomarcador es una sustancia que libera pequeñas cantidades de radiación. Antes de que se tomen las imágenes, se inyectará el radiomarcador en una vena. Pueden pasar algunas horas hasta que el radiomarcador entre en sus huesos.

Una cámara especial tomará imágenes del radiomarcador en sus huesos. Las áreas óseas dañadas usan más radiomarcador que el hueso sano y se muestran como puntos brillantes en las imágenes. El daño óseo puede producirse por cáncer, tratamiento contra el cáncer u otros problemas de salud.

Este estudio se puede usar si tiene dolor en los huesos, si tiene un alto riesgo de metástasis óseas o si hay cambios en ciertos resultados del estudio. Es posible que se utilicen gammagrafías óseas para controlar el tratamiento.

TRUS

Un estudio TRUS es una ecografía transrectal. En este procedimiento, se inserta una sonda por el recto para que las ondas sonoras de alta energía reboten en los tejidos internos para formar una imagen llamada ecografía. El estudio TRUS se usa para buscar tumores en la próstata y áreas cercanas. El estudio TRUS también se usa para guiar las biopsias.

Análisis de sangre

Los análisis de sangre comprueban si hay signos de la enfermedad, el funcionamiento de los órganos y los resultados de tratamiento.

Hemograma completo

El hemograma completo (CBC) mide los niveles de glóbulos rojos, glóbulos blancos y plaquetas en la sangre. Los glóbulos rojos llevan el oxígeno a todo el cuerpo, los glóbulos blancos combaten infecciones y las plaquetas controlan el sangrado.

Estudio de perfil bioquímico sanguíneo

El estudio de perfil bioquímico sanguíneo es otro tipo habitual de análisis de sangre. Este estudio mide los niveles de distintas sustancias químicas en la sangre. El cáncer u otras enfermedades pueden causar niveles demasiado bajos o demasiado altos.

PSA

El antígeno prostático específico (PSA) mide una proteína producida por las células productoras de fluido que recubren las glándulas pequeñas dentro de la próstata. En estas células es donde comienzan la mayoría de los cánceres de próstata. Se le realizará este estudio con frecuencia.

Pruebas de tejido

Una biopsia es un procedimiento que extrae muestras de fluido o tejido. Es necesario para confirmar (diagnosticar) el cáncer de próstata. El tratamiento del cáncer de próstata suele comenzar después de la biopsia.

Una biopsia central o una biopsia por punción con aguja gruesa es el tipo más común de biopsia de próstata. Se utiliza una aguja hueca para extraer una o más muestras. Se tomarán muestras centrales de diferentes partes de su próstata.

Las muestras de la biopsia se envían a un anatomopatólogo. Un anatomopatólogo es un experto que analizará la biopsia y redactará un informe anatomopatológico. El anatomopatólogo puede realizar otras pruebas para determinar si las células cancerosas tienen genes o proteínas específicos. Esta información lo ayudará a elegir el mejor plan de tratamiento para su tipo de cáncer.

Análisis genéticos

Los genes son instrucciones codificadas para las proteínas producidas por las células. Una mutación se presenta cuando algo es diferente en sus genes que en la mayoría de las demás personas. Las mutaciones pueden transmitirse de padres a hijos o pueden ocurrir espontáneamente. En otras palabras, pueden estar presentes antes de nacer (heredado) o surgir por un daño genético más adelante en la vida (adquirido).

A veces, los genes heredados de sus padres pueden aumentar el riesgo de diferentes tipos de cáncer. Dependiendo de sus antecedentes familiares u otras características del cáncer, es posible que su profesional de atención médica lo remita al asesoramiento y análisis genéticos para saber si tiene un riesgo de cáncer hereditario.

Hay 2 tipos de análisis genéticos:

- Análisis genéticos para el riesgo de cáncer hereditario
- Pruebas de biomarcadores para la planificación del tratamiento del cáncer

Análisis genéticos

Los análisis genéticos se realizan con sangre o saliva (escupir en una taza). El objetivo es detectar mutaciones en la estirpe germinal (heredadas). Algunas mutaciones pueden ponerlo en riesgo de tener más de un tipo de cáncer. También puede transmitir estos genes a sus hijos. Además, los familiares pueden ser portadores de estas mutaciones.

Los ejemplos de mutaciones de la estirpe germinal para el cáncer de próstata incluyen los genes *BRCA1, BRCA2, ATM, CHEK2, PALB2, MLH1, MSH2, MSH6* y *PMS2* (para el síndrome de Lynch). Las mutaciones de la estirpe germinal, como *BRCA1* o *BRCA2,* están relacionadas con otros tipos de cáncer como el de mama, ovario, páncreas, colorrectal y melanoma.

Si se sospecha una mutación en la estirpe germinal, se le debe recomendar el asesoramiento genético y realizarse un análisis de seguimiento de estirpe germinal. Un asesor genético es un experto especialmente capacitado en enfermedades genéticas.

Se recomienda la realización de análisis de estirpe germinal para los pacientes con cáncer de próstata y cualquiera con las siguientes características:

- Cáncer de próstata de riesgo alto, riesgo muy alto, regional o metastásico, independientemente de los antecedentes familiares.
- Ascendencia judía askenazi.
- Antecedentes familiares de mutaciones de la estirpe germinal de riesgo alto, como *BRCA1, BRCA2* o síndrome mutación de Lynch.
- Fuertes antecedentes familiares de cáncer de próstata y otros tipos de cáncer específicos.
- Hable con sus profesionales médicos o asesor genético sobre sus antecedentes familiares de cáncer.

Pruebas de biomarcadores

Las pruebas de biomarcadores (somáticos) usa la muestra de una biopsia de su tumor o material canceroso para detectar biomarcadores o proteínas. Esta información se utiliza para elegir el mejor tratamiento para usted. Las pruebas de biomarcadores pueden considerarse para las personas con cáncer de próstata localizado, regional o metastásico. Las pruebas de biomarcadores suelen conocerse como perfiles genéticos o pruebas moleculares.

HRRm

Es posible realizar en su tumor un estudio para detectar mutaciones genéticas de reparación recombinante homóloga (HRRm). Estos incluyen *BRCA1, BRCA2, ATM, CHEK2 y PALB2.*

Prueba de MSI

Los microsatélites son cadenas cortas y repetidas de ADN (la información dentro de los genes). Cuando ocurren errores o defectos, se corrigen. Algunos tipos de cáncer impiden que se corrijan estos errores. Esto se denomina "inestabilidad microsatelital" (MSI). Saber esto puede ayudar a planificar el tratamiento. Cuando las células cancerosas tienen más de un número normal de microsatélites, se denomina MSI-H (inestabilidad de microsatélites alta). Un ensayo de secuenciación de próxima generación (NGS) es el estudio de MSI preferido.

Prueba de MMR

La reparación de desajustes (MMR) ayuda a corregir mutaciones en ciertos genes. Cuando no hay suficiente MMR (dMMR), estas mutaciones pueden provocar cáncer. Saber esto puede ayudar a planificar el tratamiento o predecir qué tan bien funcionará el tratamiento con su tipo de tumor.

Repaso

- Las pruebas se utilizan para planificar el tratamiento y comprobar qué tan bien funciona el tratamiento.
- Los portales en línea son una excelente manera de acceder a los resultados de sus estudios.
- Los análisis de sangre, los exámenes de diagnóstico por imágenes y las pruebas de tejido detectan signos de enfermedad.
- Se pueden realizar estudios de diagnóstico por imágenes para determinar si el cáncer se ha extendido más allá de la próstata.
- Para confirmar el cáncer de próstata (diagnóstico), se debe realizar una biopsia.
- Se analizará la muestra de una biopsia de su tumor para detectar biomarcadores o proteínas.
- Su profesional de atención médica podría derivarlo al asesoramiento y análisis genéticos para obtener más información sobre su riesgo de cáncer hereditario.

Lleve una lista de los fármacos, vitaminas, medicamentos de venta libre, herbarios o suplementos que toma.

3
Estadificación del cáncer de próstata

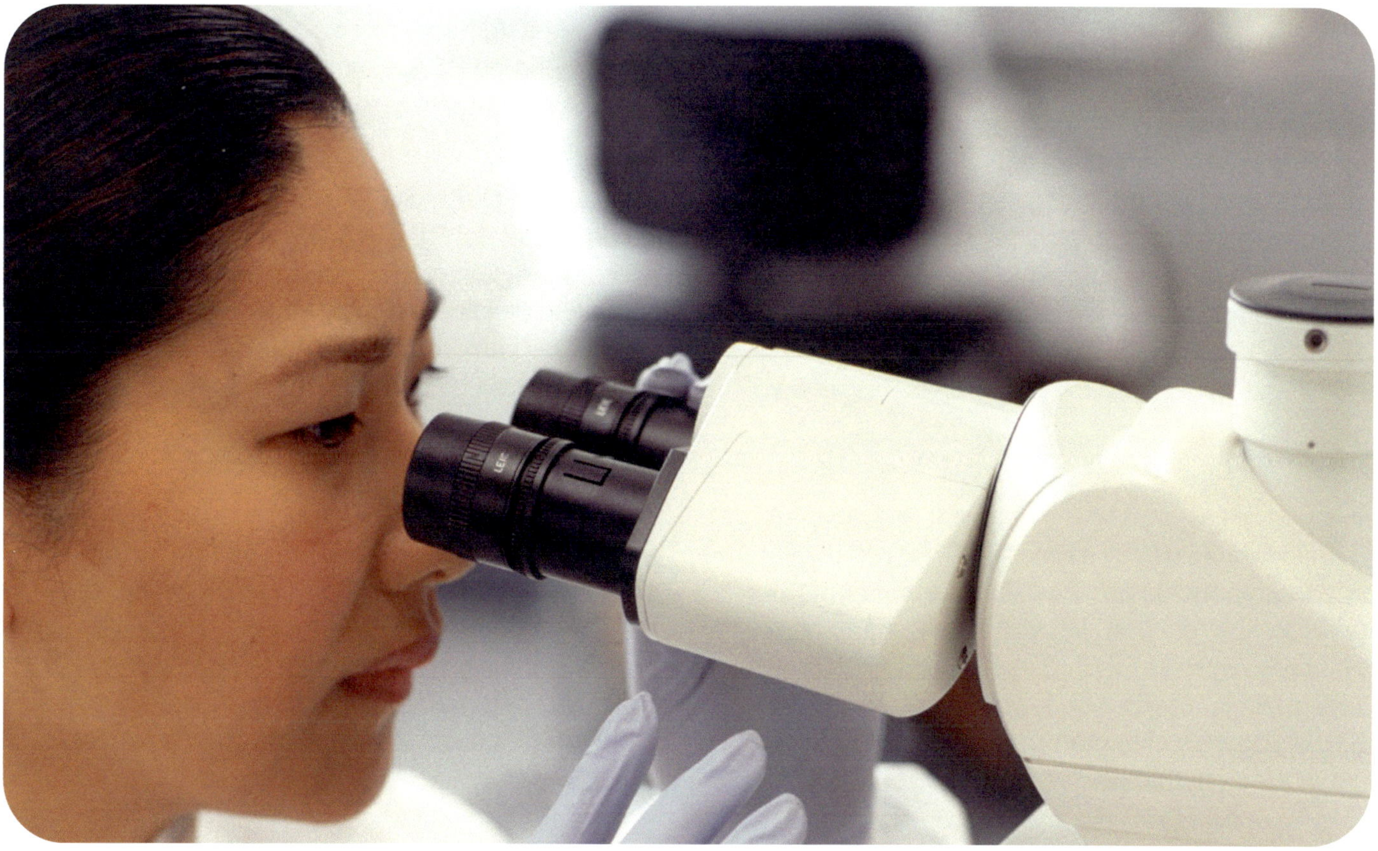

La estadificación es una forma en que los médicos describen la extensión del cáncer en el cuerpo. Los médicos usan la estadificación del cáncer para planificar los tratamientos que son mejores para usted.

La estadificación se basa en una combinación de factores que se describen a continuación:

- Examen de tacto rectal
- PSA
- Biopsia
- Puntuación de Gleason
- Grupo de grado
- Clasificación TNM

Examen de tacto rectal

El examen de tacto rectal se usa para detectar cáncer, calificar el estadio de la enfermedad y evaluar cómo responde al tratamiento. Para este examen, su médico insertará un dedo cubierto por un guante lubricado en el recto para palpar la próstata en busca de anomalías. No se pueden palpar todas las partes de la próstata durante este examen. Es más comúnmente conocido como examen de próstata.

PSA

El antígeno prostático específico (PSA) es una proteína producida por las células productoras de fluido que recubren las glándulas pequeñas dentro de la próstata. En estas células es donde comienzan la mayoría de los cánceres de próstata. El PSA disuelve el semen coagulado después de la eyaculación. Las células prostáticas normales, así como las células cancerosas de la próstata, producen PSA. Todas las células producen una pequeña cantidad de PSA, incluso en las mujeres. Los resultados de la prueba de PSA ofrecen un dato que se utiliza para la estadificación del cáncer, la planificación del tratamiento y la evaluación de los resultados del tratamiento.

Nivel de PSA

El nivel de PSA sérico se mide con una muestra de sangre. El nivel de PSA es la cantidad de nanogramos de PSA por mililitro (ng/ml) de sangre. Los niveles normales de PSA varían según la edad y otras afecciones.

Cuanto más grande es la próstata, más PSA puede producir. Las próstatas grandes pueden ser el resultado del cáncer u otros problemas de salud. Algunos medicamentos, hierbas y suplementos también pueden afectar el nivel de PSA. El PSA aumenta después de las eyaculaciones y el ejercicio vigoroso, especialmente después de correr o andar en bicicleta. Por lo tanto, su médico puede recomendarle que se abstenga de tener relaciones sexuales y de hacer ejercicio antes de realizarse una prueba de PSA. Esto permitirá que la prueba de PSA sea más exacta.

Densidad del PSA

La densidad del PSA (PSAD) es la cantidad de PSA en comparación con el tamaño de la próstata. Se calcula al dividir el nivel de PSA por el tamaño de la próstata. El tamaño de la próstata se mide mediante un examen de tacto rectal, una ecografía o una exploración por IRM.

Recidiva del PSA

Se denomina recidiva del PSA cuando los niveles del PSA aumentan después del tratamiento del cáncer de próstata con cirugía o radioterapia. Esto podría significar que el cáncer ha vuelto a aparecer (recidiva) o que el tratamiento no logró reducir la cantidad de cáncer en el cuerpo (persistencia).

Velocidad del PSA y tiempo de duplicación del PSA

La velocidad del PSA mide qué tan rápido cambian los niveles de PSA durante un período. La rapidez con la que aumenta este nivel podría ser un signo de cáncer de próstata y podría ayudar a detectar un cáncer de próstata de crecimiento rápido. El tiempo de duplicación del PSA (TDPSA) es el tiempo que tarda el nivel del PSA en duplicarse.

Biopsia de próstata

En una biopsia se extrae una muestra de tejido para analizarlo. El aumento de los niveles del PSA y el examen de tacto rectal anormal pueden sugerir la presencia de cáncer. Sin embargo, la única forma de saber si tiene cáncer de próstata es extraer tejido de su cuerpo y hacer que un anatomopatólogo lo examine con un microscopio.

Tipos de biopsias

Existen diferentes tipos de biopsias que se realizan para el cáncer de próstata. Es común tener que realizarse más de una biopsia. Una biopsia se puede guiar mediante una ecografía, una IRM o ambas.

Biopsia central

Para realizar una biopsia central o una biopsia por punción con aguja gruesa, se utiliza una aguja hueca para extraer una muestra de tejido. Se tomarán muestras centrales de diferentes partes de su próstata.

Biopsia transperineal

En una biopsia transperineal, se inserta una aguja en la próstata a través de la piel detrás de los testículos, zona conocida como perineo.

Examen de tacto rectal

La próstata se puede palpar a través de la pared del recto. Un examen de tacto rectal es un procedimiento mediante el cual el médico insertará un dedo a través del recto para palpar la próstata.

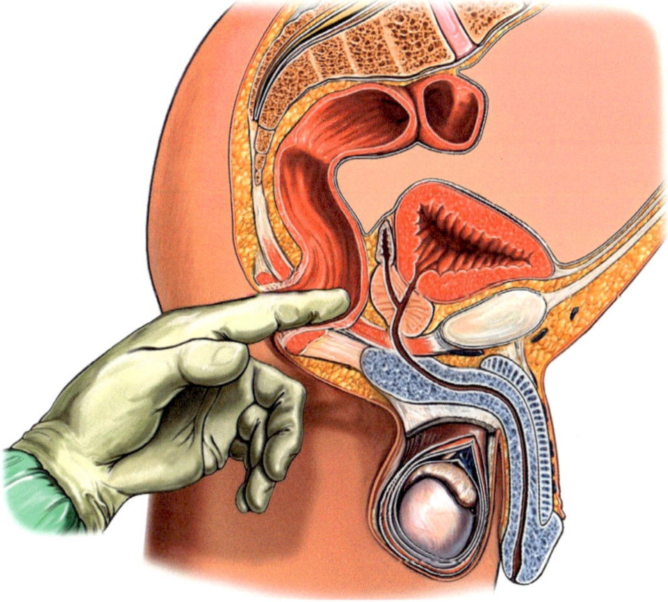

Biopsia guiada por TRUS

Una biopsia guiada por ecografía transrectal (TRUS) es el tipo más común de biopsia de próstata. Se extrae una muestra de tejido con una aguja hueca que se inserta a través del recto (transrectal) hasta la próstata. Para garantizar que se extraigan las mejores muestras, se realiza una TRUS para guiar la aguja. La TRUS usa ondas sonoras para crear una imagen de la próstata que su médico puede ver en una pantalla.

Se insertará una aguja cargada con resorte a través de la TRUS. Su médico activará la aguja para que atraviese la pared rectal y llegue a la próstata. La aguja extraerá tejido del largo de una moneda de diez centavos y del ancho de un mondadientes. Por lo general, se toman al menos 12 muestras. Esto se hace para detectar cáncer en diferentes áreas de la próstata. Las biopsias de próstata no son pruebas perfectas. A veces no pueden detectar el cáncer.

Biopsia con fusión de imágenes IRM-ecografía

Una biopsia con fusión de imágenes IRM-ecografía utiliza tanto una IRM como una ecografía. Luego, estas imágenes se combinan para ayudar a guiar la biopsia. Esto permitirá un mejor seguimiento del movimiento de la próstata. También ayudará a los médicos a determinar de qué área del tejido tomar muestras.

Biopsia de la celda prostática

Después de la cirugía para extraer la próstata, se puede realizar una biopsia del área para buscar signos de que el cáncer de próstata ha regresado o se ha extendido. Esto se denomina biopsia de la celda prostática y se puede realizar después de que el estudio del PSA o de imágenes sugieran la recidiva del cáncer.

Biopsia de lesión metastásica

A veces, se toma una muestra de una metástasis o una lesión metastásica para el estudio del tumor. Esto ayuda a garantizar que recibirá el mejor tratamiento para su tipo de cáncer.

Biopsia de próstata

Existen diferentes tipos de biopsias que se realizan para el cáncer de próstata. Es común tener que realizarse más de una biopsia. En esta imagen se observa una biopsia transperineal.

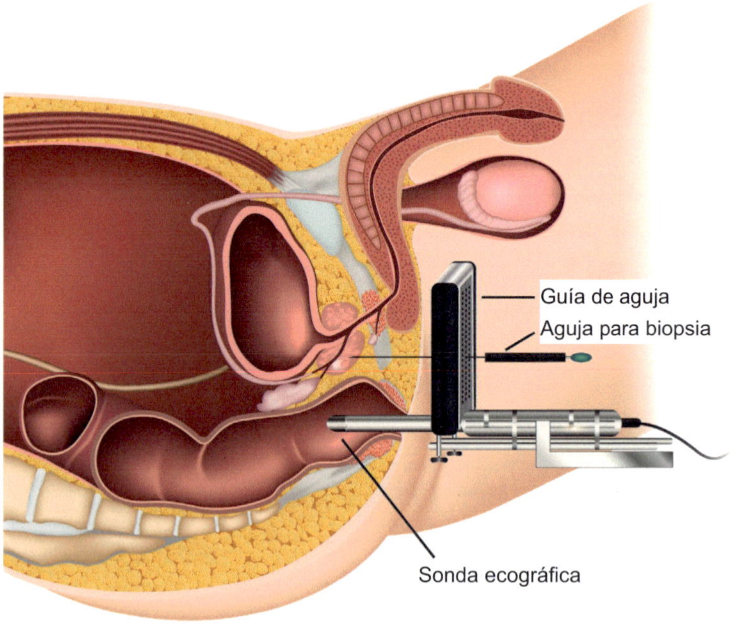

Puntuación de Gleason

La puntuación de Gleason describe el nivel de agresividad del cáncer de próstata. El anatomopatólogo asigna esta puntuación después de estudiar su biopsia con un microscopio. Puede ser útil que un segundo anatomopatólogo revise su biopsia para asegurarse de que la puntuación de Gleason sea la misma. La puntuación de Gleason es solo uno de los factores que utilizan los médicos para planificar el tratamiento.

La puntuación de Gleason se compone de dos grados. Un grado de Gleason varía del 1 al 5. Un grado bajo de 1 significa que las células cancerosas en la biopsia se parecen mucho al tejido normal y sano. A esto se le llama bien diferenciado. Las células que se ven muy anormales bajo un microscopio se denominan poco diferenciadas o indiferenciadas y tienen un grado de 4 o 5. Cuanto más alto es el grado, más anormal se ve la biopsia y más agresivo es el cáncer. La mayoría de los cánceres de próstata son de grado 3 o superior.

Los tumores de próstata se clasifican en dos grados. Se asigna un grado primario para describir las células cancerosas en el área más grande del tumor. Se asigna un grado secundario para describir las células cancerosas en la segunda área más grande del tumor. Cuando se suman estos grados, el resultado se denomina puntuación de Gleason. Por ejemplo, 3 + 4 = una puntuación de Gleason de 7.

Las puntuaciones de Gleason varían del 2 al 10, pero la mayoría de los cánceres de próstata se puntúan del 6 al 10. Una puntuación de Gleason en el rango de 8 a 10 significa que es más probable que el cáncer crezca y se extienda más rápidamente que un cáncer de grado inferior. Consulte la Guía 1.

Guía 1
Resumen de la puntuación de Gleason

6 o menos	• Es probable que el cáncer crezca y se extienda muy lentamente. • Si el cáncer es pequeño, pueden pasar muchos años antes de que se convierta en un problema. Es posible que nunca necesite un tratamiento del cáncer. • Se trata de un **grado bajo.**
7	• Es probable que el cáncer crezca y se extienda de manera moderada. • Si el cáncer es pequeño, pueden pasar varios años antes de que se convierta en un problema. Para evitar problemas, puede requerirse el tratamiento. • Se trata de un **grado intermedio.**
8, 9 o 10	• Es probable que el cáncer crezca y se extienda rápidamente. • Si el cáncer es pequeño, pueden pasar algunos años antes de que se convierta en un problema. Para evitar problemas, puede requerirse el tratamiento ahora. • Se trata de un **grado alto**.

Grupos de grado

Las puntuaciones de Gleason se organizan en grupos de grado. Los grupos de grado están diseñadospara ser más simples y precisos. Este método ayuda a prevenir el tratamiento excesivo en personas con cáncer de próstata de bajo grado. El grupo de grado es solo uno de los factores que utilizan los médicos para planificar el tratamiento.

Hay 5 grupos de grado. El grupo de grado 2 y el grupo de grado 3 tienen una puntuación de Gleason de 7. La diferencia es que el cáncer en el grupo de grado 3 es más grave. Si observa el primer número en el patrón de Gleason (4+3) en el grupo de grado 3, es más alto que en el grupo de grado 2 (3+4). Recuerde, el primer número o grado primario se asigna para clasificar el cáncer en el área más grande del tumor. Consulte la Guía 2.

Guía 2
Grupos de grado

1	• Puntuación de Gleason 6 o menos • Patrón de Gleason 1+3, 2+3, 3+3
2	• Puntuación de Gleason 7 • Patrón de Gleason 3+4
3	• Puntuación de Gleason 7 • Patrón de Gleason 4+3
4	• Puntuación de Gleason 8 • Patrón de Gleason 4+4, 3+5, 5+3
5	• Puntuación de Gleason 9 o 10 • Patrón de Gleason 4+5, 5+4, 5+5

Clasificación TNM

El American Joint Committee on Cancer (AJCC) creó una manera de determinar el nivel de cáncer en su cuerpo y dónde se encuentra. Este procedimiento se llama estadificación. La estadificación se necesita para tomar decisiones acerca del tratamiento.

El sistema TNM (tumor, ganglio y metástasis) se usa para estadificar el cáncer de próstata. En este sistema, las letras T, N y M describen una ubicación diferente del crecimiento del cáncer. Según los resultados de los estudios, su médico asignará una puntuación o un número a cada letra. Cuanto más alto el número, más grande será el tumor o mayor será la extensión del cáncer. Estas puntuaciones se combinarán para asignar un estadio al cáncer. Un ejemplo del sistema TNM se vería así: T2, N0, M0. Consulte la Guía 3.

- **T (tumor)**: Tamaño del tumor principal (primario) y si creció fuera de la próstata.
- **N (ganglio)**: Si el cáncer se ha extendido a los ganglios linfáticos cercanos.
- **M (metástasis)**: Si el cáncer se extendió a partes distantes del cuerpo o hizo metástasis.

Guía 3
Estadificación del cáncer de próstata mediante la clasificación TNM

Estadio	Tumor primario (T)	Ganglios linfáticos regionales (N)	Metástasis a distancia (M)
Localizado	**T1** El tumor no puede palparse durante un examen de tacto rectal ni detectarse mediante los estudios de diagnóstico por imágenes, pero el cáncer está presente.	**N0** No hay cáncer en los ganglios linfáticos cercanos.	**M0** El cáncer no se ha extendido a otras partes del cuerpo.
	T2 El tumor se palpa durante el examen de tacto rectal y solo se encuentra en la próstata.	**N0**	**M0**
	T3 El tumor ha atravesado la capa exterior de la próstata. Puede haber crecido hasta llegar a las vesículas seminales.	**N0**	**M0**
	T4 El tumor ha crecido fuera de la próstata hacia estructuras cercanas como la vejiga, el recto, los músculos pélvicos o la pared pélvica.	**N0**	**M0**
Regional	**Cualquier T**	**N1** No hay cáncer (metástasis) en los ganglios linfáticos cercanos.	**M0**
Metastásico	**Cualquier T**	**Cualquier N**	**M1** El cáncer se ha extendido a otras partes del cuerpo (hizo metástasis).

T = Tumor

Los tumores **T1** no pueden palparse durante un examen de tacto rectal y no pueden detectarse mediante los estudios de diagnóstico por imágenes, pero el cáncer está presente. Puede detectarse cáncer durante un biopsia o cirugía por otra afección médica relacionada con la próstata o la vejiga. Esto se llama hallazgo incidental.

- **T1a** significa que se encontró cáncer incidental en el **5 % o menos** del tejido extraído.
- **T1b** significa que se encontró cáncer incidental en **más del 5 %** del tejido extraído.
- Los tumores **T1c** se detectan mediante una biopsia por punción con aguja en uno o ambos lados de la próstata.

Su médico puede palpar los tumores **T2** durante un examen de tacto rectal. También pueden verse en un estudio de diagnóstico por imágenes. Las puntuaciones T2 se basan en si el cáncer está en uno o ambos lados de la próstata. Los tumores T2 se encuentran solo en la glándula prostática.

- Los tumores **T2a** afectan la mitad o menos de un lado de la próstata.
- Los tumores **T2b** afectan a más de la mitad de un lado de la próstata, pero no a ambos lados.
- Los tumores **T2c** han crecido en ambos lados de la próstata.

Los tumores **T3** han atravesado la capa exterior de la glándula prostática. Es posible que hayan alcanzado el tejido conectivo alrededor de la próstata o el cuello vesical.

- Los tumores **T3a** han crecido fuera de la próstata, pero no hacia las vesículas seminales.
- Los tumores **T3b** han crecido fuera de la próstata y hacia las vesículas seminales.

Los tumores **T4** han crecido fuera de la próstata hacia estructuras cercanas como la vejiga, el recto, los músculos pélvicos o la pared pélvica.

N = Ganglio linfático

En todo el cuerpo hay cientos de ganglios linfáticos. Funcionan como filtros para ayudar a combatir las infecciones y eliminar las sustancias nocivas del cuerpo. Los ganglios linfáticos cercanos a la próstata incluyen los ganglios linfáticos hipogástricos, obturadores, ilíacos internos y externos y sacros. Su médico puede referirse a los ganglios linfáticos de la pelvis como ganglios linfáticos pélvicos. Con mayor frecuencia, el cáncer de próstata se extiende a los ganglios linfáticos ilíacos externos o internos, o a los ganglios linfáticos obturadores. El cáncer que se ha extendido a los ganglios linfáticos cercanos a la próstata se muestra como N1.

M = Metastásico

El cáncer que se ha extendido a partes distantes del cuerpo se muestra como M1. El cáncer de próstata tiende a hacer metástasis en los huesos y puede extenderse al hígado, los pulmones, los ganglios linfáticos distantes y otros órganos.

Estadios del cáncer de próstata

Hay muchas maneras de describir el cáncer de próstata. Esto puede ser muy confuso.

Cáncer de próstata localizado

El cáncer de próstata localizado es un tipo de cáncer que solo se encuentra en la próstata. No se ha extendido a los ganglios linfáticos ni a órganos distantes.

La estadificación de TNM para el cáncer de próstata localizado puede ser una de las siguientes:

- T1, N0, M0
- T2, N0, M0
- T3, N0, M0
- T4, N0, M0

Cáncer de próstata localmente avanzado

Algunos médicos utilizan el término "localmente avanzado" para describir el cáncer de próstata que se ha extendido a los ganglios linfáticos u órganos cercanos, como la vejiga o el recto. Es posible que no todos los médicos usen este término de la misma manera. Si su médico usa este término para describir su cáncer, pregúntele qué significa.

Cáncer de próstata regional

El término "regional" significa que el cáncer de próstata se ha extendido a los ganglios linfáticos cercanos (N1). Los ganglios linfáticos cercanos incluyen los ganglios linfáticos hipogástricos, obturadores, ilíacos internos y externos y sacros. Con mayor frecuencia, el cáncer de próstata se extiende a los ganglios linfáticos ilíacos externos o internos, o a los ganglios linfáticos obturadores.

La estadificación de TNM para el cáncer de próstata regional es la siguiente:

- Cualquier T, N1, M0

Cáncer de próstata en estadio avanzado

El cáncer de próstata es un tipo de cáncer que no puede curarse con cirugía ni radiación. El cáncer de próstata en estadio avanzado puede ser metastásico, pero no siempre. Por ejemplo, la recidiva bioquímica se refiere al estado en que el PSA aumenta y sugiere una recidiva de cáncer, pero no se observan signos visibles de cáncer en los estudios de exploración.

Cáncer de próstata metastásico

El cáncer de próstata metastásico (M1) se ha extendido a partes distantes del cuerpo.

La estadificación de TNM para el cáncer de próstata metastásico es la siguiente:

- Cualquier T, cualquier N, M1

Repaso

- La estadificación del cáncer describe cuánto cáncer hay en el cuerpo y su ubicación.
- La estadificación del cáncer de próstata se basa en el examen de tacto rectal, el PSA, la biopsia de próstata, la puntuación de Gleason, el grupo de grado y la clasificación TNM.
- El examen de tacto rectal, el PSA y la biopsia de próstata ayudan a determinar el tamaño de un tumor.
- La puntuación de Gleason describe el nivel de agresividad del cáncer de próstata.
- Las puntuaciones de Gleason se organizan en grupos de grado para un tratamiento más preciso.
- El sistema TNM (tumor, ganglio y metástasis) se usa para estadificar el cáncer de próstata.

4
Planificación del tratamiento

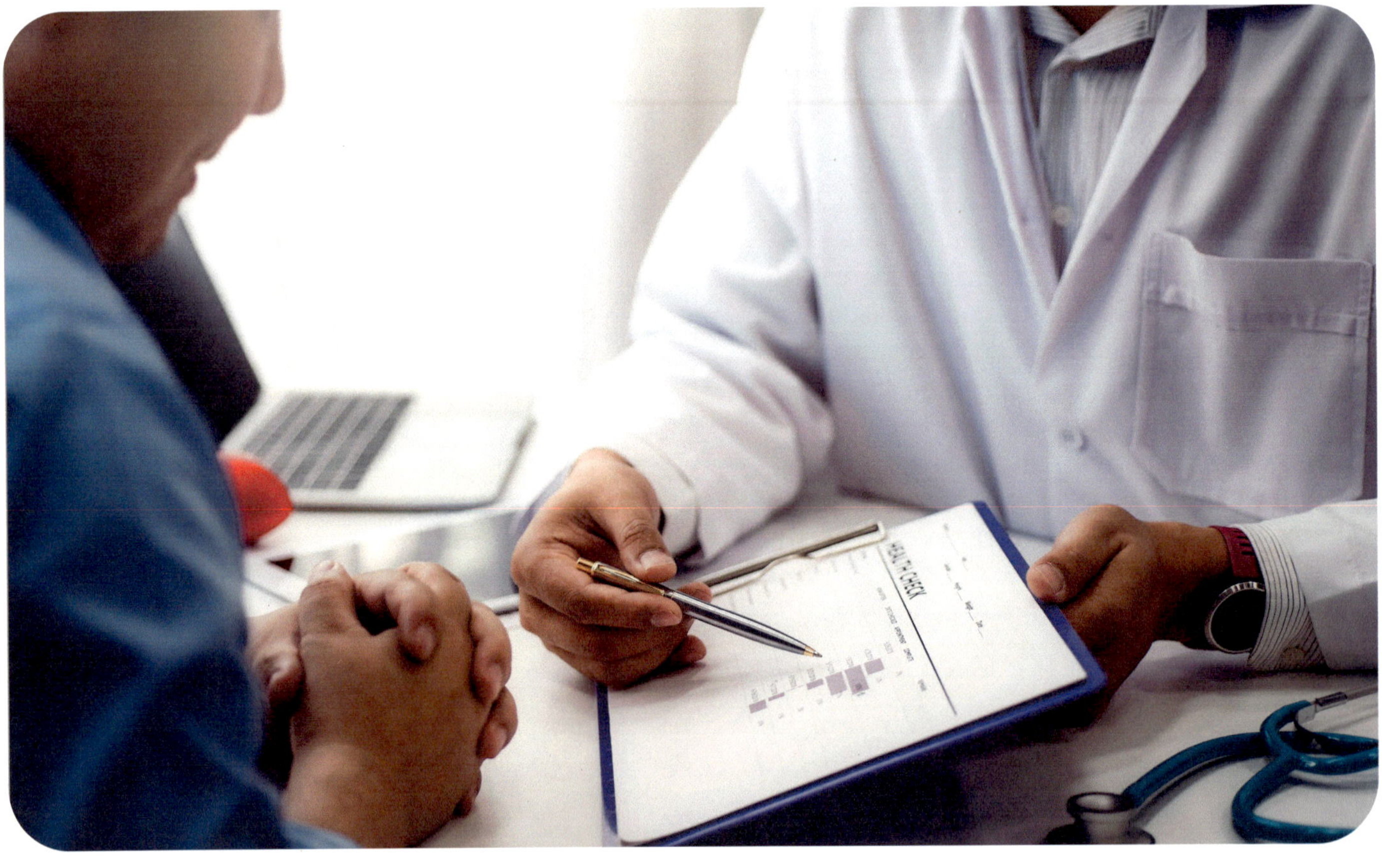

Muchos factores intervienen en la planificación del tratamiento. Sus necesidades personales son importantes. En este capítulo, se analizará la expectativa de vida, los grupos de riesgo y otros factores que intervienen en la planificación del tratamiento.

Expectativa de vida

La expectativa de vida es el promedio de vida de una persona. Se mide en años. Una estimación de su expectativa de vida es un factor importante para decidir qué estudios y tratamientos necesitará.

El cáncer de próstata suele crecer lentamente. Es posible que no resulte beneficioso hacerse estudios o continuar con el tratamiento si no tiene ningún síntoma o si tiene otras afecciones de salud que pongan en riesgo la vida.

Evaluación de riesgos

Una evaluación de riesgos estima el riesgo general o la probabilidad de que suceda algo en el futuro. En el caso del cáncer de próstata, una evaluación de riesgos lo ayudará a planificar el mejor tratamiento para usted. Antes y durante el tratamiento, se recopilará información sobre usted y su tipo de cáncer. Su evaluación de riesgos puede cambiar con el tiempo.

Sus médicos considerarán la probabilidad de lo siguiente:

- En qué medida y qué tan rápido podría extenderse el cáncer
- Cómo responderá a ciertos tratamientos
- Cuál es la probabilidad de que regrese (recidiva)

Los médicos utilizan las siguientes herramientas en la evaluación de riesgos:

- Expectativa de vida
- Grupos de riesgo
- Nomogramas
- Pruebas moleculares (en ocasiones)

Una evaluación de riesgos no es garantía. No se sabe con certeza cómo podría progresar su enfermedad. Puede que tenga una mejor o peor evolución que la indicada a través de su evaluación de riesgos.

Grupos de riesgo

Las opciones de tratamiento para el cáncer de próstata se basan en su grupo de riesgo. La siguiente información se utiliza para determinar su grupo de riesgo:

- Clasificación TNM
- Puntuación de Gleason o grupos de grado
- Valores del PSA
- Resultados de la biopsia

Cuando se reciba el diagnóstico por primera vez, se le asignará un grupo de riesgo inicial. Consulte la Guía 4.

Los grupos de riesgo iniciales son los siguientes:

- Muy bajo
- Bajo
- Intermedio favorable
- Intermedio desfavorable
- Alto
- Muy alto
- Regional
- Metastásico

Guía 4
Grupos de riesgo iniciales

Muy bajo

Tiene todas las siguientes características:
- Estadio T1c
- Grupo de grado 1
- PSA inferior a 10 ng/ml
- Cáncer en 1 a 2 muestras de biopsias con no más de la mitad que muestran cáncer
- Densidad del PSA inferior a 0,15 ng/ml/g

Bajo

Tiene todas las siguientes características:
- Estadio T1 a T2a
- Grupo de grado 1
- PSA inferior a 10 ng/ml

Intermedio

Tiene todas las siguientes características:
- No presenta características del grupo de riesgo alto
- No presenta características del grupo de riesgo muy alto
- 1 o más de los siguientes factores de riesgo intermedio:
  - Estadio T2b o T2c
  - Grupo de grado 2 o 3
  - PSA de 10 a 20 ng/ml

Favorable

Tiene todas las siguientes características:
- 1 factor de riesgo intermedio
- Grupo de grado 1 o 2
- Menos de la mitad de las muestras de biopsias muestran cáncer

Desfavorable

Tiene una o más de las siguientes características:
- 2 o más factores de riesgo intermedio
- Grupo de grado 3
- Más de la mitad de las muestras de biopsias muestran cáncer

Alto

Tiene una de las siguientes características:
- Estadio T3a
- Grupo de grado 4
- Grupo de grado 5
- PSA superior a 20 ng/ml

Muy alto

Tiene una de las siguientes características:
- Estadio T3b a T4
- Patrón primario de Gleason 5
- Más de 4 muestras de biopsias con grupo de grado 4 o 5

Nomogramas

Un nomograma predice el progreso del cáncer, lo que se denomina pronóstico. Utiliza las matemáticas para compararlo a usted y a su cáncer de próstata con otros hombres que recibieron tratamiento por cáncer de próstata. Los nomogramas pueden usarse para predecir la extensión del cáncer y los resultados a largo plazo de la cirugía u otro tratamiento. A la hora de tomar decisiones acerca del tratamiento, se puede usar un nomograma para predecir la probabilidad de que el cáncer de próstata se haya extendido a los ganglios linfáticos pélvicos. Además de los grupos de riesgo y otros factores, los nomogramas se utilizan para planificar el tratamiento.

Análisis molecular del tumor

Las moléculas son partículas muy pequeñas que se encuentran en las células del cuerpo. Existen pruebas especiales que miden ciertas moléculas y biomarcadores. Un biomarcador puede ser una molécula secretada por un tumor o una respuesta específica en el cuerpo cuando hay cáncer. Cuando se encuentran biomarcadores, es posible que haya cáncer. El PSA es un ejemplo de un biomarcador utilizado para detectar el cáncer de próstata. Este biomarcador se detecta mediante un análisis de sangre.

Algunas pruebas moleculares se realizan a través del tejido de la próstata o de los ganglios linfáticos que se extraen mediante la biopsia. Los resultados de estas y otras pruebas pueden ayudar a elegir un plan de tratamiento adecuado para usted.

Si su médico recomienda pruebas moleculares, se sumarían a los estudios estándar, como PSA, grado de Gleason y diagnóstico por imágenes. Es posible que le realicen esta prueba para determinar qué tan bien está respondiendo su cuerpo al tratamiento del cáncer de próstata. Un análisis molecular del tumor también se conoce como ensayo o prueba molecular. Si tiene alguna pregunta sobre por qué se va a realizar una prueba o qué significa, consulte a su equipo de atención.

Metástasis

Los estudios de diagnóstico por imágenes pueden ayudar a ver si el cáncer se ha extendido o ha hecho metástasis en huesos, ganglios linfáticos u otros tejidos. El tratamiento dependerá del tipo de metástasis.

Hay distintos tipos de metástasis:

- Hueso
- Ganglios linfáticos y tejidos blandos
- Visceral (órgano)

Se utiliza una gammagrafía ósea para buscar metástasis óseas. Los estudios por imágenes de la pelvis con o sin imágenes abdominales se utilizan para buscar metástasis en los ganglios linfáticos u otros órganos viscerales (internos) cercanos.

En el cáncer de próstata, una metástasis visceral es el cáncer que se extendió al hígado, pulmón, glándula suprarrenal, cerebro o un área dentro del abdomen y la pelvis. Los ganglios linfáticos no se consideran viscerales. Es posible que le realicen más estudios si se sospecha que hay cáncer en estas u otras áreas del cuerpo. No se deben realizar estudios de diagnóstico por imágenes para buscar enfermedad metastásica si su riesgo es muy bajo o bajo.

- El cáncer que ha hecho metástasis en los ganglios linfáticos ubicados cerca de la próstata se llama **cáncer de próstata regional**.
- El cáncer que se ha extendido a partes distantes del cuerpo se llama **cáncer de próstata metastásico**.

Bajo y alto volumen son términos que se utilizan para describir las metástasis.

- La **enfermedad metastásica de bajo volumen (M1)** incluye metástasis ganglionar o 3 o menos metástasis óseas.
- La **enfermedad metastásica de alto volumen (M1)** incluye metástasis viscerales o 4 o más metástasis óseas con 1 o más metástasis óseas fuera de la columna o de la pelvis.

Si su expectativa de vida es superior a 5 años o tiene síntomas de cáncer, las pruebas de metástasis pueden ayudar con la planificación del tratamiento.

Posibles efectos secundarios del tratamiento

Un efecto secundario es un problema o molestia causados por un tratamiento. Los efectos secundarios son parte de cualquier tratamiento.

A continuación, se detallan los posibles efectos secundarios del tratamiento del cáncer de próstata:

- Retención urinaria
- Incontinencia urinaria
- Disfunción eréctil

Con frecuencia, estos efectos secundarios son temporales y desaparecen por sí solos. Sin embargo, siempre existe el riesgo de que un efecto secundario sea a largo plazo o permanente. Hable con su médico sobre su riesgo de tener estos y otros efectos secundarios, como problemas intestinales y cómo se pueden prevenir o tratar.

Conozca a su equipo de atención y permítales que lo conozcan a usted.

Retención urinaria

La retención urinaria es la incapacidad de vaciar completamente la vejiga. Es posible que sienta que su vejiga está llena incluso después de orinar.

Incontinencia urinaria

La incontinencia urinaria es la incapacidad para controlar el flujo de orina desde la vejiga. Existen diferentes grados de incontinencia.

Disfunción eréctil

La disfunción eréctil o impotencia es la incapacidad de lograr o mantener una erección. La función eréctil después de la cirugía puede acercarse a la que tenía antes de la cirugía. Pero puede ser peor. La cirugía de próstata que conserva los nervios cercanos a la próstata puede ayudar a mantener la función eréctil y prevenir problemas urinarios.

Equipo de tratamiento

El tratamiento del cáncer de próstata requiere un abordaje en equipo. **Es importante consultar tanto a un radiooncólogo como a un urólogo para analizar qué enfoque de tratamiento es el adecuado para usted.**

Algunos integrantes de su equipo de atención lo acompañarán durante todo el tratamiento del cáncer, en tanto otros estarán presentes durante ciertos momentos. Conozca a su equipo de atención y permítales que lo conozcan a usted.

Dependiendo de su diagnóstico, su equipo puede incluir los siguientes especialistas:

- **Su médico de cabecera** se ocupa de la atención médica no relacionada con el cáncer. Este profesional puede ayudarlo a expresarle al equipo de atención cómo se siente con respecto a los tratamientos.
- El **anatomopatólogo** interpreta los estudios de las células, los tejidos y los órganos extraídos durante una biopsia o cirugía.
- El **radiólogo especializado en diagnóstico** lee los resultados de las radiografías y otros exámenes de diagnóstico por imágenes.
- El **anestesiólogo** da la anestesia, un medicamento para que no sienta dolor durante las operaciones o procedimientos.
- El **urólogo** es un experto que se especializa en el tracto urinario masculino y femenino y en los órganos reproductores masculinos.
- El **urólogo-oncólogo** se especializa en diagnosticar y tratar cánceres del tracto urinario masculino y femenino y de los órganos reproductores masculinos.
- El **radiólogo intervencionista** realiza biopsias por punción con aguja y terapias ablativas.
- El **cirujano oncólogo** realiza operaciones para extirpar el cáncer.
- El **radiooncólogo** prescribe y planifica la radioterapia para tratar el cáncer.
- El **oncólogo médico** trata el cáncer en adultos usando tratamiento sistémico, como quimioterapia y hormonoterapia. Un oncólogo médico a menudo coordinará su atención. Pregunte quién coordinará su atención.
- Los **profesionales de práctica avanzada** son una parte importante de cualquier equipo. Son enfermeros titulados practicantes y asociados médicos que controlan su salud y le brindan atención.
- Los **residentes y becarios** son médicos que continúan su formación, algunos para convertirse en especialistas en un determinado campo de la medicina.
- Los **enfermeros oncológicos** brindan atención práctica, como el tratamiento sistémico, administran la atención, responden preguntas y lo ayudan a sobrellevar los efectos secundarios.
- Los **nutricionistas** pueden ofrecer orientación sobre los alimentos o la dieta que son más adecuados para su afección en particular.
- Los **psicólogos y psiquiatras** son expertos en salud mental que pueden ayudarlo a tratar problemas tales como depresión, ansiedad u otros problemas relacionados con la salud mental que pueden afectar cómo se siente.
- Los **asesores genéticos** son expertos que pueden ayudar a interpretar de qué manera sus antecedentes familiares pueden afectar su tratamiento.

Usted conoce su cuerpo mejor que nadie. Ayude a otros miembros del equipo a comprender lo siguiente:

- Cómo se siente
- Qué necesita
- Qué funciona y qué no

Mantenga una lista de nombres e información de contacto de cada miembro de su equipo. Esto hará que sea más fácil para usted y cualquier persona involucrada en su cuidado saber a quién contactar si tiene preguntas o inquietudes.

Repaso

- Los médicos planifican el tratamiento con muchas fuentes de información.
- La expectativa de vida es la cantidad de años que probablemente vivirá. Se utiliza para planificar el tratamiento.
- Un nomograma predice el progreso del cáncer, lo que se denomina pronóstico.
- La evaluación de riesgos se utiliza para planificar el tratamiento. Consta de la expectativa de vida, grupos de riesgo, nomogramas y posibles análisis moleculares del tumor.
- Se lo colocará en un grupo de riesgo inicial. Esto se realizará según su clasificación TNM, puntuación de Gleason o grupo de grado, valores del PSA y resultados de la biopsia. El tratamiento inicial se basará en su grupo de riesgo inicial.
- Los efectos secundarios del cáncer de próstata pueden incluir retención urinaria, incontinencia urinaria y disfunción eréctil.
- Dado que la cirugía y la radioterapia tienen tasas de curación a largo plazo similares, es importante consultar tanto a un radiooncólogo como a un urólogo para analizar qué enfoque de tratamiento es el adecuado para usted.

5
Tratamiento del cáncer de próstata

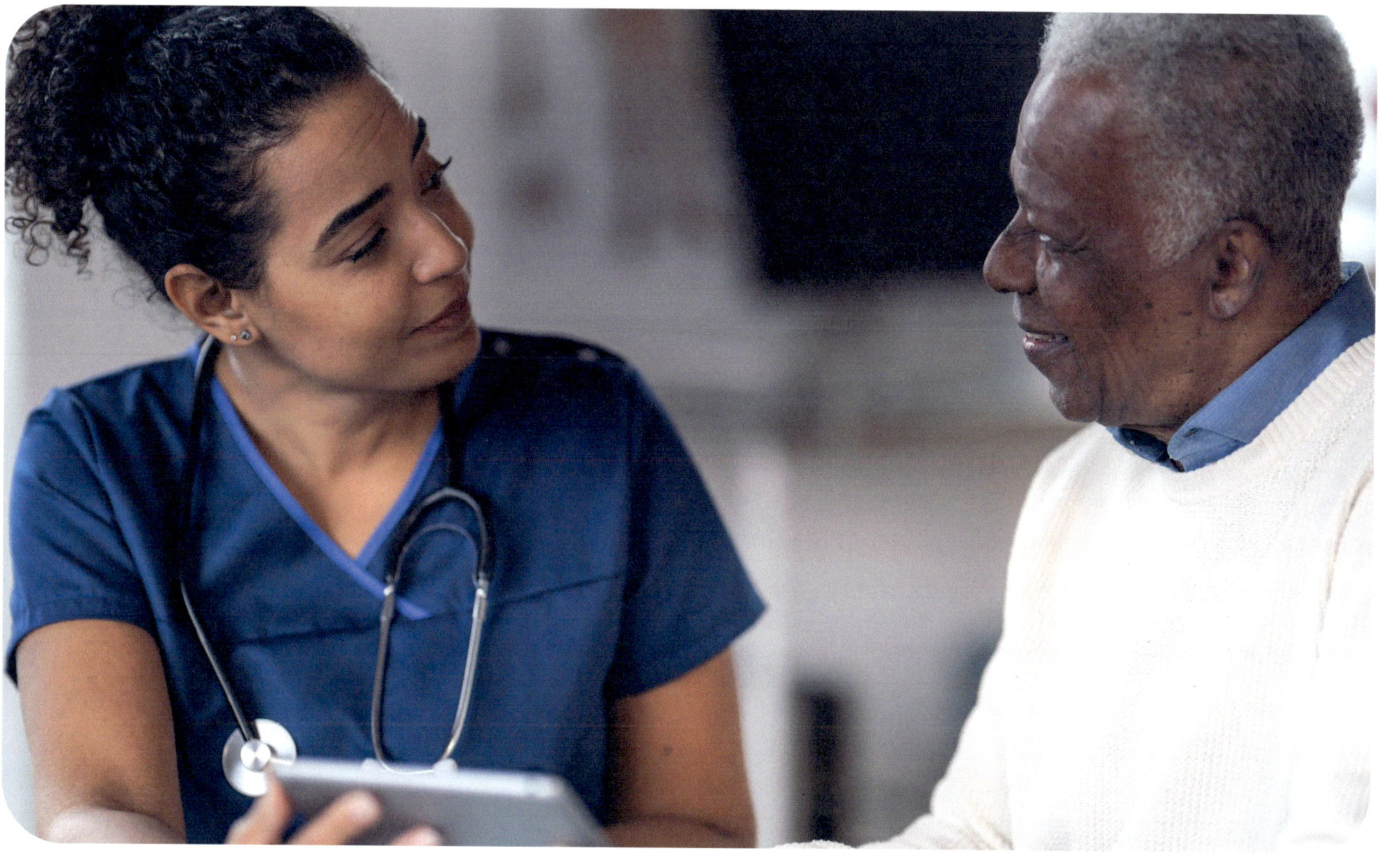

Hay más de un tratamiento para el cáncer de próstata. En este capítulo, se describen las opciones de tratamiento y qué esperar. Hable con su médico sobre qué tratamiento podría ser mejor para usted.

El cáncer de próstata suele ser una enfermedad de crecimiento lento. Es una enfermedad compleja con muchas opciones de tratamiento. El tratamiento puede ser local, sistémico o una combinación de ambos. Los tratamientos locales abordan áreas específicas del cuerpo con células cancerosas. Los tratamientos sistémicos atacan las células cancerosas de todo el cuerpo.

Hay 2 tipos de tratamiento:

- El **tratamiento local** se enfoca en un área determinada. En el cáncer de próstata, este tratamiento puede incluir cirugía, crioterapia, radioterapia o ecografía concentrada de alta intensidad (HIFU).
- El **tratamiento sistémico** actúa en todo el cuerpo. Incluye hormonoterapia, quimioterapia u otros tratamientos diseñados para mantener o mejorar su calidad de vida.

Observación

La observación implica controlar su cáncer de próstata y observar los síntomas. El aumento del nivel del PSA o un cambio en el examen de tacto rectal puede ser una señal de que pronto tendrá síntomas. El objetivo es tratar los síntomas justo antes de que sea probable que comiencen. Es para que usted pueda tener una buena calidad de vida. El tratamiento se centra en la paliación o el alivio de los síntomas en lugar de curar el cáncer.

Cirugía

La cirugía es un procedimiento para extirpar el cáncer del cuerpo. El tumor se extirpará junto con tejido prostático de aspecto normal alrededor del borde llamado margen quirúrgico. Si no se encuentran células cancerosas en el tejido alrededor del borde del tumor, hay un margen claro o negativo (R0). Si hay un margen positivo (R1), las células cancerosas se encuentran en el tejido de aspecto normal alrededor del tumor. El margen negativo (R0) es el mejor resultado.

La cirugía se puede utilizar como tratamiento principal o primario. Puede ser solo una parte de un plan de tratamiento. El tipo de cirugía que reciba depende del tamaño y la ubicación del tumor. También depende de si hay cáncer en los órganos y tejidos circundantes.

Hay 2 tipos de cirugía:

- Cirugía abierta
- Cirugía mínimamente invasiva (cirugía laparoscópica o robótica)

Cirugía abierta

Mediante la cirugía abierta, se extrae la próstata a través de un corte o incisión grande. La gran incisión le permite a su médico ver y acceder directamente al tumor para extirparlo.

Cirugía mínimamente invasiva

En la cirugía mínimamente invasiva, se realizan varias incisiones o cortes pequeños en lugar de un corte grande. Se insertan instrumentos pequeños a través de cada incisión para realizar la cirugía. Uno de los instrumentos, llamado laparoscopio, es un tubo largo con una cámara de video en el extremo. La cámara le permite al médico ver su próstata y otros tejidos dentro de su cuerpo. Los demás instrumentos se usan para extirpar el tumor.

Prostatectomía radical

La prostatectomía radical es una operación mediante la que se extirpan toda la próstata, las vesículas seminales y algunos tejidos cercanos. Es posible que se extirpen los ganglios linfáticos pélvicos.

La prostatectomía radical suele realizarse cuando se cumplen todas las siguientes condiciones:

- El tumor solo se encuentra en la próstata.
- El tumor se puede extirpar por completo con cirugía.
- Tienes una expectativa de vida de 10 años o más.
- No tiene otras afecciones de salud graves.

La prostatectomía radical es compleja y requiere mucha habilidad. Los cirujanos con experiencia en este tipo de cirugía suelen obtener mejores resultados.

Después de una prostatectomía radical, se insertará un catéter por la uretra para permitir que se cure. Permanecerá en su lugar durante 1 a 2 semanas después de la cirugía. Se le indicará cómo cuidarlo mientras está en su casa. Si se extrae demasiado pronto, puede perder el control de la vejiga (incontinencia urinaria) o no poder orinar debido al tejido cicatrizal.

La prostatectomía radical puede ser una cirugía abierta o mínimamente invasiva. La estadificación antes de una prostatectomía radical se denomina **estadificación clínica (c)**. Después de una prostatectomía radical, se realizará un examen de la próstata para confirmar la etapa del cáncer. Este procedimiento se llama **estadificación patológica (p)**.

Hay 2 tipos de prostatectomías radicales abiertas:

- Retropúbica
- Perineal

Métodos abiertos para la prostatectomía radical

Es posible que le extirpen la próstata a través de una incisión grande en la pelvis o entre las piernas.

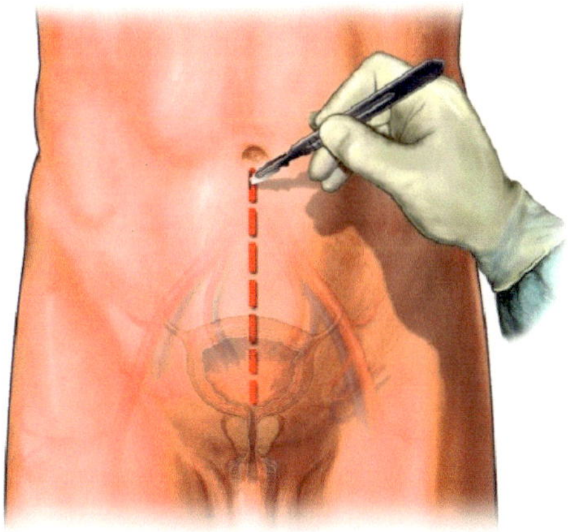

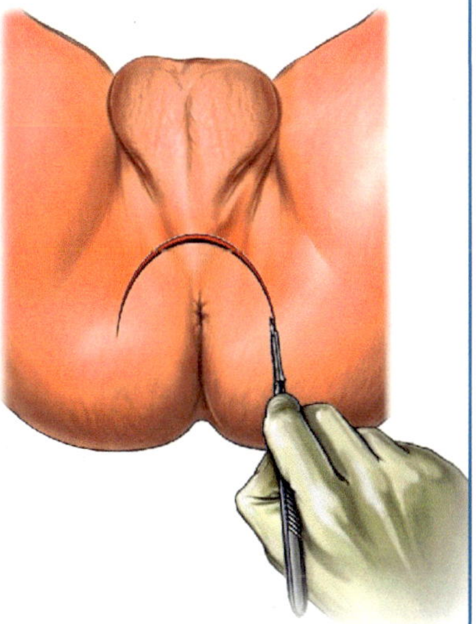

Prostatectomía retropúbica radical

En esta cirugía se extirpa tejido a través de un corte que va desde el ombligo hasta la base del pene. Durante la operación, se acostará boca arriba sobre una mesa con las piernas ligeramente más altas que la cabeza.

Antes de extirpar la próstata, se cortarán algunas venas y la uretra para despejar el área. Las vesículas seminales se extirparán junto con la próstata. Después de extirpar la próstata, la uretra se volverá a unir a la vejiga.

Los haces de nervios cavernosos se encuentran a ambos lados de la próstata. Estos son necesarios para las erecciones naturales. Se realizará una prostatectomía con conservación de nervios si es probable que no haya cáncer en los nervios cavernosos. Sin embargo, si se sospecha de cáncer, se extirparán uno o ambos haces de nervios. Si se extirpan, aún es posible lograr erecciones con la ayuda de medicamentos. Seguirá teniendo orgasmos con estos nervios o sin ellos.

Prostatectomía perineal radical

En una prostatectomía perineal radical, se hace un corte en el perineo. El perineo es el área entre el escroto y el ano.

La próstata y las vesículas seminales se extirparán después de separarlas de los tejidos cercanos. Se intentará reservar los nervios cercanos. Una vez extirpada la próstata, la uretra se volverá a unir a la vejiga. Los ganglios linfáticos no se pueden extirpar con este procedimiento.

Después de la cirugía

La mayoría de los hombres tienen incontinencia urinaria temporal y disfunción eréctil después de una prostatectomía radical. Estos dos efectos secundarios pueden ser de corta duración, pero para algunos hombres son problemas de por vida.

Tiene un mayor riesgo de disfunción eréctil si 1) es una persona mayor, 2) tiene problemas de erección antes de la cirugía o 3) sus nervios cavernosos están dañados o se extirparon durante la cirugía. Si se extirpan los nervios cavernosos, no hay evidencias claras de que los injertos nerviosos ayuden a restaurar su capacidad para tener erecciones. Aún necesitará ayuda, como medicamentos.

La extirpación de la próstata y las vesículas seminales hará que tenga orgasmos secos. Esto significa que su semen ya no tendrá espermatozoides y no podrá tener hijos.

Linfadenectomía pélvica

La linfadenectomía pélvica (PLND) es un procedimiento para extirpar los ganglios linfáticos de la pelvis. Se puede realizar como cirugía retropúbica abierta, laparoscópica o robótica. La PLND suele ser parte de una prostatectomía radical.

En una PLND extendida, se extirpan más ganglios linfáticos que en una PLND limitada. Se prefiere la PLND extendida. Detecta metástasis casi dos veces más que con una PLND limitada. También clasifica el cáncer de forma más completa y puede curar a algunos hombres con metástasis muy pequeñas (microscópicas).

Radioterapia

La radioterapia (RT) utiliza radiación de alta energía de rayos X, rayos gamma y otras fuentes para destruir las células cancerosas y reducir los tumores. A veces, se realiza después de la cirugía para reducir la posibilidad de que el cáncer regrese. Además, si el nivel de PSA comienza a aumentar después de la cirugía, se podría recomendar RT para tratar de eliminar las células cancerosas que podrían haber quedado. Puede usarse como tratamiento complementario para ayudar a aliviar la molestia o el dolor en el cáncer en estadio avanzado y metastásico.

Hay 2 tipos principales de radioterapia:

- La **radioterapia de haz externo** (RTHE) utiliza una máquina fuera del cuerpo para dirigir la radiación hacia los tumores.
- La **radiación interna** se coloca dentro del cuerpo como un elemento sólido, como semillas. Esto se conoce como braquiterapia.

RTHE

Hay más de un tipo de RTHE que se utiliza en el tratamiento del cáncer de próstata. Estos permiten dosis de radiación más seguras y más altas.

Se pueden usar los siguientes tipos de RTHE para tratar el cáncer:

- La **radioterapia estereotáctica corporal (SBRT)** utiliza haces de radiación de alta energía para tratar cánceres en cinco tratamientos o menos.
- La **radioterapia con haz de protones** utiliza corrientes de partículas llamadas protones para destruir las células tumorales.
- La **radioterapia conformada tridimensional** (3D-CRT) utiliza software informático e imágenes de TC para dirigir los rayos según la forma del tumor.
- La **radioterapia de intensidad modulada** (RIM) utiliza pequeños haces de diferentes intensidades para adaptarse a la forma del tumor. La RIM es un tipo de 3D-CRT que se puede utilizar para el cáncer de próstata más agresivo.
- En la **radioterapia guiada por imágenes** (IGRT), se utiliza una computadora para crear una imagen del tumor. Esto ayuda a guiar el haz de radiación durante el tratamiento. La IGRT se utiliza con todos los tipos enumerados anteriormente para garantizar que los haces de radiación siempre alcancen el objetivo. Esto evita que los tejidos sanos sufran daños por radiación.

Braquiterapia

La braquiterapia es otra opción de radioterapia estándar para el cáncer de próstata. En este tratamiento la radiación se coloca dentro o al lado del tumor. La braquiterapia se puede usar sola o combinada con RTHE, tratamiento de supresión androgénica (TSA) o ambos. Es posible que escuche que la llamen braqui de manera abreviada.

La braquiterapia por sí sola puede ser una opción para hombres con cáncer de próstata de riesgo muy bajo, bajo o intermedio favorable, dependiendo de la expectativa de vida. Por lo general, las personas con cáncer de riesgo alto no se consideran para la braquiterapia sola.

Existen 2 tipos de braquiterapia que se realizan para tratar el cáncer de próstata:

- Braquiterapia de baja tasa de dosis (LDR)
- Braquiterapia de alta tasa de dosis (HDR)

Braquiterapia de LDR

La braquiterapia de baja tasa de dosis (LDR) utiliza agujas delgadas y huecas para colocar semillas radiactivas en la próstata. Las semillas son del tamaño de un grano de arroz. Se insertan en el cuerpo a través del perineo y se dirigen hacia la próstata mediante la exploración por imágenes.

Las semillas generalmente consisten en yodo radiactivo o paladio. Permanecerán en su próstata y le administrarán una dosis baja de radiación durante algunos meses. La radiación recorre una distancia muy corta. Esto permite administrar una gran cantidad radiación dentro de un área pequeña sin afectar el tejido sano cercano. Con el tiempo, las semillas dejarán de irradiar, pero permanecerán en su cuerpo (de manera permanente).

Braquiterapia de HDR

La braquiterapia de alta tasa de dosis (HDR) utiliza agujas delgadas que se colocan dentro de la glándula prostática. Luego, estas agujas se unen a unos tubos llamados catéteres. La radiación se administrará a través de estos catéteres. Después del tratamiento, se retiran las agujas y los catéteres.

Refuerzo de braquiterapia

La braquiterapia que se usa con la RTHE se denomina refuerzo de braquiterapia o refuerzo braqui para abreviar. La braquiterapia de LDR o HDR se puede agregar como un refuerzo de la RTHE.

Braquiterapia

En la braquiterapia, la radiación se coloca dentro o al lado del tumor.

https://commons.wikimedia.org/wiki/File:Diagram_showing_how_you_have_high_dose_brachytherapy_for_prostate_cancer_CRUK_419.svg

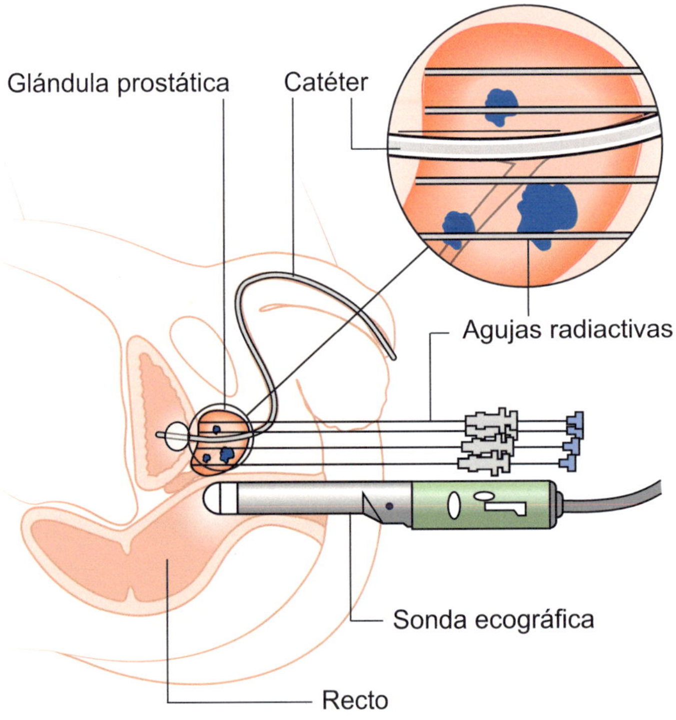

Tratamiento sistémico

El tratamiento del cáncer que afecta a todo el cuerpo se conoce como tratamiento sistémico. Incluye hormonoterapia, quimioterapia, terapia dirigida e inmunoterapia. Cada uno funciona de manera diferente para reducir el tamaño del tumor y prevenir la recidiva.

Pregúntele a su médico sobre los riesgos del tratamiento sistémico para tratar el estadio de cáncer de próstata que presenta. Sea claro sobre qué tipo de tratamiento prefiere. Los tratamientos sistémicos pueden usarse solos o en combinación con otros. Consulte la Guía 5.

Los tratamientos sistémicos pueden incluir lo siguiente:

- **Quimioterapia**: Ataca las células del cuerpo que se dividen rápidamente.
- **Inmunoterapia**: Utiliza las defensas naturales de su cuerpo para encontrar y destruir células cancerosas.
- **Tratamiento dirigido a biomarcadores**: Bloquea el crecimiento y la extensión del cáncer al interferir con moléculas específicas.
- **Tratamiento dirigido a los huesos**: Ayuda a aliviar el dolor óseo o reduce el riesgo de presentar problemas óseos.
- **Hormonoterapia**: Agrega, bloquea o elimina hormonas.

Guía 5
Terapias sistémicas

Quimioterapias	• Docetaxel • Mitoxantrona • Cabazitaxel • Cisplatino, carboplatino y etopósido (solo para el cáncer de próstata neuroendocrino/microcítico)
Inmunoterapias	• Sipuleucel-T
Tratamientos dirigidos a biomarcadores	• Rucaparib • Olaparib • Pembrolizumab
Tratamientos dirigidos a los huesos	• Denosumab • Ácido zoledrónico • Alendronato • Radio 223

*** Para las hormonoterapias, consulte la Guía 6.**

Inmunoterapia

El sistema inmunitario es la defensa natural del cuerpo contra las infecciones y las enfermedades. Es una red compleja de células, tejidos y órganos. El sistema inmunitario incluye muchas sustancias químicas y proteínas. El cuerpo produce naturalmente estos químicos y proteínas.

La inmunoterapia es un tipo de tratamiento sistémico que aumenta la actividad del sistema inmunitario. Al hacerlo, mejora la capacidad de su cuerpo de detectar y destruir células cancerosas. La inmunoterapia suele administrarse sola cuando se usa para tratar el cáncer de próstata.

Sipuleucel-T

Sipuleucel-T (Provenge®) es un tratamiento que usa los glóbulos blancos para destruir las células del cáncer de próstata. Se recolectarán las células inmunitarias de su cuerpo y se enviarán a un laboratorio. Luego, las células inmunitarias se activarán o cambiarán para que aborden las células del cáncer de próstata. Este medicamento se conoce como una vacuna contra el cáncer.

Tratamiento dirigido a biomarcadores

En este tipo de terapia, el tratamiento se dirige a biomarcadores específicos como el receptor de muerte 1 programada 1 (PD-1), *BRCA1/BRCA2* y MSI-H/dMMR.

Los ejemplos de tratamiento dirigido a biomarcadores incluyen lo siguiente:

- Rucaparib (Rubraca™)
- Olaparib (Lynparza™)
- Pembrolizumab (Keytruda®)

Quimioterapia

La quimioterapia es un tratamiento con medicamentos que matan las células que crecen rápido en todo el cuerpo, tanto las cancerosas como las normales. Todos los medicamentos de quimioterapia afectan las instrucciones (genes) que indican a las células cancerosas cómo y cuándo crecer y dividirse.

Entre los medicamentos de quimioterapia que se utilizan para tratar el cáncer de próstata en estadio avanzado se incluyen los siguientes:

- Docetaxel
- Cabazitaxel
- Clorhidrato de mitoxantrona

Docetaxel

El docetaxel (Taxotere®) se usa para tratar el cáncer de próstata en estadio avanzado. El docetaxel es una opción para algunos hombres que reciben TSA por primera vez. El docetaxel también se usa para tratar las metástasis si el TSA no logra detener el crecimiento del cáncer.

Cabazitaxel

El cabazitaxel (Jevtana®) es una opción si el docetaxel no es efectivo. Sin embargo, los beneficios del cabazitaxel son mínimos y los efectos secundarios pueden ser graves. No debe tomar cabazitaxel si su hígado, riñones o médula ósea no funcionan bien o si tiene neuropatía grave, un problema en los nervios que causa dolor, entumecimiento y hormigueo que comienza en las manos y los pies.

Clorhidrato de mitoxantrona

El clorhidrato de mitoxantrona (Novantrone® o DHAD) puede aliviar los síntomas causados por el cáncer en estadio avanzado.

Tratamiento dirigido a los huesos

Se pueden administrar medicamentos que se dirigen a los huesos para ayudar a aliviar el dolor óseo o reducir el riesgo de problemas relacionados. Algunos medicamentos actúan retardando o deteniendo la degradación ósea, mientras que otros ayudan a aumentar su espesor.

Cuando el cáncer de próstata se extiende a sitios distantes, puede hacer metástasis en los huesos. Esto pone sus huesos en riesgo de sufrir lesiones y enfermedades. Dichos problemas incluyen pérdida de masa ósea (osteoporosis), fracturas, dolor de huesos y opresión (compresión) de la médula espinal. Algunos tratamientos del cáncer de próstata, como la hormonoterapia, pueden causar pérdida ósea, lo que aumenta el riesgo de fracturas.

Hay 3 medicamentos que se utilizan para prevenir la pérdida ósea y las fracturas:

- Denosumab (Prolia®)
- Ácido zoledrónico (Zometa®)
- Alendronato (Fosamax®)

Los siguientes son 3 medicamentos que se utilizan para tratar las metástasis óseas:

- Radio 223
- Denosumab (Xgeva®)
- Ácido zoledrónico (Zometa®)

Se le realizará un estudio de detección de osteoporosis mediante una prueba de densidad mineral ósea. Determina qué nivel de calcio y otros minerales hay en los huesos. También se llama absorciometría de rayos X de energía dual (DEXA) y es indolora. Los resultados de densidad mineral ósea buscan osteoporosis y ayudan a predecir su riesgo de fracturas óseas.

Si tiene un mayor riesgo de fractura, se recomienda una exploración basal DEXA antes de comenzar la hormonoterapia. Se recomienda una exploración DEXA de seguimiento después de un año de recibir hormonoterapia.

Denosumab, ácido zoledrónico y alendronato

El denosumab, el ácido zoledrónico y el alendronato se usan para prevenir la pérdida ósea (osteoporosis) y las fracturas causadas por la hormonoterapia. Es posible que le realicen un análisis de sangre para controlar la función renal y los niveles de calcio. Su médico le recomendará un suplemento de calcio y vitamina D.

Informe a su dentista si está tomando alguno de estos medicamentos. Además, pregúntele a su médico de qué manera estos medicamentos pueden afectar sus dientes y mandíbula. La osteonecrosis, o muerte del tejido óseo de la mandíbula, es un efecto secundario poco común pero grave. Dígale a su médico sobre cualquier visita planeada al dentista. Será importante cuidar sus dientes y consultar a un dentista antes de comenzar el tratamiento con cualquiera de estos medicamentos.

Radiofármacos

Los radiofármacos contienen una sustancia radiactiva que emite radiación. Esta sustancia radiactiva es diferente al material de contraste que se usa en las imágenes.

El radio 223 se acumula en los huesos y emite radiación que puede destruir las células cancerosas. La radiación no viaja muy lejos, por lo que se conserva el tejido sano. El radio 223 se administra por vena (vía intravenosa). Le harán análisis de sangre antes de cada dosis.

Dado que el radio 223 se expulsa del cuerpo a través del intestino, los efectos secundarios comunes son náuseas, diarrea y vómitos.

El radio 223 es un radiofármaco que se utiliza para tratar el cáncer de próstata que ha hecho metástasis en el hueso, pero que no se ha extendido a otros órganos (metástasis viscerales). Se utiliza en las personas con cáncer de próstata que es resistente a la castración. Este es un tipo de cáncer que no responde a los tratamientos que reducen los niveles de testosterona (hormonoterapia).

El radio 223 puede administrarse con denosumab y ácido zoledrónico.

Hormonoterapia

La hormonoterapia es un tratamiento que agrega, bloquea o elimina hormonas. Las hormonas son sustancias producidas por una glándula del cuerpo. La sangre transporta hormonas por todo el cuerpo.

La testosterona es la principal hormona masculina o andrógeno. La mayor parte de la testosterona en el cuerpo es producida por los testículos, pero las glándulas suprarrenales que se encuentran arriba de los riñones también producen una pequeña cantidad.

La hormona liberadora de hormona luteinizante (LHRH) y la hormona liberadora de gonadotropina (GnRH) son hormonas producidas por una parte del cerebro llamada hipotálamo. Estas hormonas les dicen a los testículos que produzcan testosterona.

Las hormonas pueden hacer que el cáncer de próstata crezca. La hormonoterapia evitará que su cuerpo produzca testosterona o bloqueará el efecto de la testosterona en el cuerpo. Esto puede ralentizar el crecimiento del tumor o reducir su tamaño durante un período de tiempo. La hormonoterapia puede ser local como la extirpación quirúrgica de los testículos (orquiectomía) o sistémica (tratamiento con medicamentos). El objetivo es reducir la cantidad de testosterona en el cuerpo. Consulte la Guía 6.

Es posible que escuche el término "castración" cuando se describe el cáncer de próstata o el tratamiento. Este es el término médico para

Guía 6
Hormonoterapias

TSA	• Nilutamida, flutamida o bicalutamida • Goserelina, histrelina, leuprolida, o triptorelina • Degarelix
Hormonoterapia	• Enzalutamida, apalutamida o darolutamida • Abiraterona con prednisona o metilprednisolona • Ketoconazol (se puede usar solo o con hidrocortisona) • Nilutamida, flutamida o bicalutamida • Hidrocortisona, prednisona o dexametasona • DES u otros estrógenos
Cirugía	• Orquiectomía

algunos tipos de hormonoterapia. La castración puede ser temporal, un tratamiento a corto plazo, o permanente, como en una orquiectomía. Si no está seguro de lo que está hablando su médico, pregunte.

La hormonoterapia no suele realizarse sola en el tratamiento del cáncer de próstata en estadio avanzado.

Existe un tipo de hormonoterapia quirúrgica:

- La **orquiectomía bilateral** es una cirugía para extirpar ambos testículos. Como el escroto no se extirpa, los implantes pueden ser una opción.

Las siguientes son hormonoterapias sistémicas (médicas):

- Los **agonistas de la LHRH** son medicamentos que se usan para evitar que los testículos produzcan testosterona. Los agonistas de la LHRH incluyen acetato de goserelina, acetato de histrelina, acetato de leuprolida y pamoato de triptorelina. Los agonistas de la LHRH encogerán los testículos con el tiempo.
- Los **antagonistas de la LHRH** son medicamentos que bloquean o impiden que la glándula pituitaria (unida al hipotálamo) produzca LHRH. Esto hace que los testículos dejen de producir testosterona. Degarelix es un antagonista de la LHRH.
- Los **antiandrógenos** son medicamentos que impiden que los receptores de las células del cáncer de próstata reciban testosterona. Los antiandrógenos incluyen bicalutamida, flutamida, nilutamida, enzalutamida, apalutamida y darolutamida.
- El **estrógeno** puede impedir que las glándulas suprarrenales y otros tejidos produzcan testosterona. El dietilestilbestrol (DES) es un tipo de estrógeno sintético elaborado en un laboratorio. El estrógeno puede aumentar el riesgo de crecimiento y dolor de los senos, así como de coágulos de sangre.
- Los **inhibidores de la síntesis de andrógenos** son fármacos que bloquean la producción de andrógenos. El ketoconazol es un fármaco antimicótico que impide que las glándulas suprarrenales y otros tejidos produzcan testosterona. El acetato de abiraterona es similar al ketoconazol. La abiraterona es más fuerte y menos tóxica.

Tratamiento de supresión androgénica

El tratamiento de supresión androgénica (TSA) es un tratamiento para inhibir o bloquear la cantidad de hormonas sexuales masculinas en el cuerpo. Es el tratamiento sistémico primario o principal para la enfermedad regional y avanzada. El TSA puede usarse solo o en combinación con radioterapia, quimioterapia, esteroides u otras hormonoterapias.

El término “hormonoterapia” puede resultar confuso. Algunas personas se refieren a todas las hormonoterapias como TSA. Sin embargo, solo la orquiectomía, los agonistas de la LHRH y los antagonistas de la LHRH son una forma de TSA.

TSA paliativo

El TSA paliativo se administra para aliviar (paliar) los síntomas del cáncer de próstata. El TSA paliativo puede administrarse a hombres con una expectativa de vida inferior o igual a 5 años que tienen cáncer de próstata de riesgo alto, riesgo muy alto, regional o metastásico. El TSA paliativo también se puede administrar a aquellos que comenzarán o han comenzado a desarrollar síntomas durante la observación.

Efectos secundarios de la hormonoterapia

La hormonoterapia tiene efectos secundarios. Muchos factores influyen en su riesgo de sufrir efectos secundarios. Dichos factores incluyen su edad, su salud antes del tratamiento, la duración o la frecuencia con la que recibe el tratamiento, etc.

Los efectos secundarios difieren entre los tipos de hormonoterapia. En general, el TSA puede reducir su deseo sexual y causar disfunción eréctil. Si se someterá al TSA a largo plazo, su médico puede considerar un tratamiento intermitente para reducir los efectos secundarios. El tratamiento intermitente consiste en períodos alternos en los que recibe o no el tratamiento con TSA. Puede proporcionar un control del cáncer similar a la hormonoterapia continua, pero permite que el cuerpo descanse del tratamiento.

Cuanto más tiempo realice un TSA, mayor será su riesgo de adelgazamiento y debilitamiento de los huesos (osteoporosis), fracturas óseas, aumento de peso, pérdida de masa muscular, diabetes y enfermedades cardíacas. Otros efectos secundarios del TSA incluyen sofocos, cambios de humor, fatiga y sensibilidad y crecimiento de los senos. Hable con su equipo de atención sobre cómo controlar los efectos secundarios de la hormonoterapia.

El calcio y la vitamina D3 que se toman todos los días pueden ayudar a prevenir o controlar la osteoporosis en quienes reciben el TSA.

Antes del TSA, debe recibir una absorciometría de rayos X de energía dual (DEXA) para medir su densidad ósea. Se recomienda el denosumab, el ácido zoledrónico o el alendronato si su densidad ósea es baja. Un año después de iniciado el tratamiento, se recomienda otra exploración DEXA.

La diabetes y las enfermedades cardiovasculares son comunes en los hombres mayores. El TSA aumenta el riesgo de estas enfermedades. Por lo tanto, se recomiendan los estudios de detección y tratamiento para reducir el riesgo de estas enfermedades. Informe a su médico de atención primaria si recibe el TSA.

Se sabe que el TSA aumenta el riesgo de muerte por problemas cardíacos en los hombres estadounidenses de raza negra. Pregúntele a su médico sobre los riesgos del TSA para tratar el cáncer de próstata.

Corticosteroides

Los corticosteroides o esteroides son medicamentos creados en un laboratorio para que actúen como hormonas producidas por las glándulas suprarrenales. Las glándulas suprarrenales son pequeñas estructuras que se encuentran cerca de los riñones y que ayudan a regular la presión arterial y a reducir la inflamación (hinchazón). Los corticosteroides pueden impedir que las glándulas suprarrenales y otros tejidos produzcan testosterona. Se usan solos o en combinación con la quimioterapia u hormonoterapia.

Los esteroides para tratar el cáncer de próstata pueden incluir lo siguiente:

- Prednisona
- Metilprednisolona
- Hidrocortisona
- Dexametasona

Ablación térmica

La ablación térmica utiliza frío o calor extremos para destruir las células cancerosas. Puede destruir pequeños tumores con poco daño a los tejidos cercanos. La criocirugía y la ecografía concentrada de alta intensidad (HIFU) son dos tipos de ablación térmica que se utilizan para tratar el cáncer no metastásico que ha regresado (recidiva) después de la radioterapia.

Crioterapia

La crioterapia es un procedimiento que daña los tumores de la próstata a través de la congelación. Se usa para tratar el cáncer de próstata que ha regresado después de la radioterapia. La crioterapia es una opción de tratamiento si la radioterapia no es efectiva.

Se insertarán agujas muy delgadas a través del perineo hasta la próstata. El perineo es el espacio entre el ano y el escroto. Las agujas se colocarán mediante el uso de la exploración por imágenes. El gas argón fluirá a través de las agujas y congelará la próstata a temperaturas bajo cero. La congelación mata las células cancerosas. Se colocará un catéter lleno de líquido tibio en la uretra para evitar daños.

Ecografía concentrada de alta intensidad

La ecografía concentrada de alta intensidad (HIFU) utiliza ondas sonoras de alta energía que crean calor para destruir las células cancerosas. Se inserta una sonda en el recto, y las ondas sonoras de alta intensidad se dirigen directamente al sitio donde se encuentra el cáncer. HIFU (que se pronuncia jai-fu) es una opción de tratamiento si la radioterapia no es efectiva.

Ensayos clínicos

Un ensayo clínico es un tipo de estudio de investigación que prueba nuevos métodos de detección, prevención, diagnóstico o tratamiento de una enfermedad.

Los ensayos clínicos tienen 4 fases.

- Los **ensayos de fase I** tienen como objetivo encontrar la dosis que sea mejor y más segura de un medicamento nuevo. Otro objetivo es encontrar la mejor manera de dar el medicamento con la menor cantidad de efectos secundarios.
- Los **ensayos de fase II** evalúan si un medicamento actúa en un tipo de cáncer específico.
- Los **ensayos de fase III** comparan el medicamento nuevo con el tratamiento estándar.
- Los **ensayos de fase IV** evalúan la seguridad y la eficacia a largo plazo de un medicamento después de su aprobación.

Los pacientes de un ensayo clínico, por lo general, tienen el mismo tipo de cáncer, estadio y estado de salud general. Esto contribuye a asegurar que cualquier cambio que se observe se debe al tratamiento y no a diferencias entre los participantes.

Si decide participar de un ensayo clínico, deberá revisar y firmar un formulario de consentimiento informado. Este documento describe el estudio en detalle, incluso los riesgos y beneficios. Aún después de firmar el formulario de consentimiento, puede dejar de participar en el ensayo en cualquier momento.

Pregunte a su equipo de tratamiento si hay algún ensayo clínico abierto al que pueda incorporarse. Converse sobre los riesgos y beneficios de incorporarse a un ensayo clínico con su equipo de atención médica. Decida, junto con ellos, si el ensayo clínico es adecuado para usted.

Repaso

- La observación busca síntomas de cáncer para tratarlos antes de que comiencen o empeoren.
- Mediante la cirugía, se extirpa el tumor junto con tejido de aspecto normal alrededor del borde llamado margen quirúrgico. El objetivo de la cirugía es un margen negativo (R0).
- En una prostatectomía radical, se extirpa la próstata y las vesículas seminales. En la linfadenectomía pélvica (PLND), se extirpan los ganglios linfáticos cerca de la próstata.
- La inmunoterapia activa el sistema del cuerpo que lucha contra las enfermedades para destruir las células del cáncer de próstata.
- La quimioterapia impide que las células cancerosas completen su ciclo vital de modo tal que no aumente su cantidad.
- La hormonoterapia trata el cáncer de próstata ya sea al detener la producción de testosterona o el efecto que tiene en el cuerpo. Es el tratamiento sistémico principal para la enfermedad regional y avanzada.
- Los radiofármacos son medicamentos radiactivos que se utilizan para tratar las metástasis óseas.
- La radiación elimina las células cancerosas o evitan que se formen células nuevas.
- La crioterapia congela las células cancerosas para matarlas, y la ecografía concentrada de alta intensidad (HIFU) calienta las células cancerosas para matarlas.
- Un ensayo clínico es un tipo de investigación que estudia un tratamiento para determinar qué tan seguro es y qué tan bien funciona. En ocasiones, el ensayo clínico es la opción de tratamiento preferida para el cáncer de próstata.

Cómo encontrar un ensayo clínico

Se le recomienda inscribirse en un ensayo clínico cuando sea la mejor opción para usted.

- ✓ Para buscar en línea los ensayos clínicos de las instituciones miembro de NCCN, visite **nccn.org/clinical_trials/member_institutions.aspx**.
- ✓ Para buscar ensayos clínicos en la base de datos de National Institutes of Health (NIH) en los Estados Unidos y el mundo, visite **ClinicalTrials.gov**
- ✓ Para buscar ensayos clínicos compatibles con National Cancer Institute (NCI), visite **cancer.gov/about-cancer/treatment/clinical-trials/search**

Si necesita ayuda para encontrar un ensayo clínico, hable con el equipo de cáncer. También puede recibir asistencia del Servicio de Información de Cáncer (CIS) del NCI. Llame al 1.800.4.CANCER (1.800.422.6237) o visite **cancer.gov/contact**

6
Persistencia o recidiva del PSA

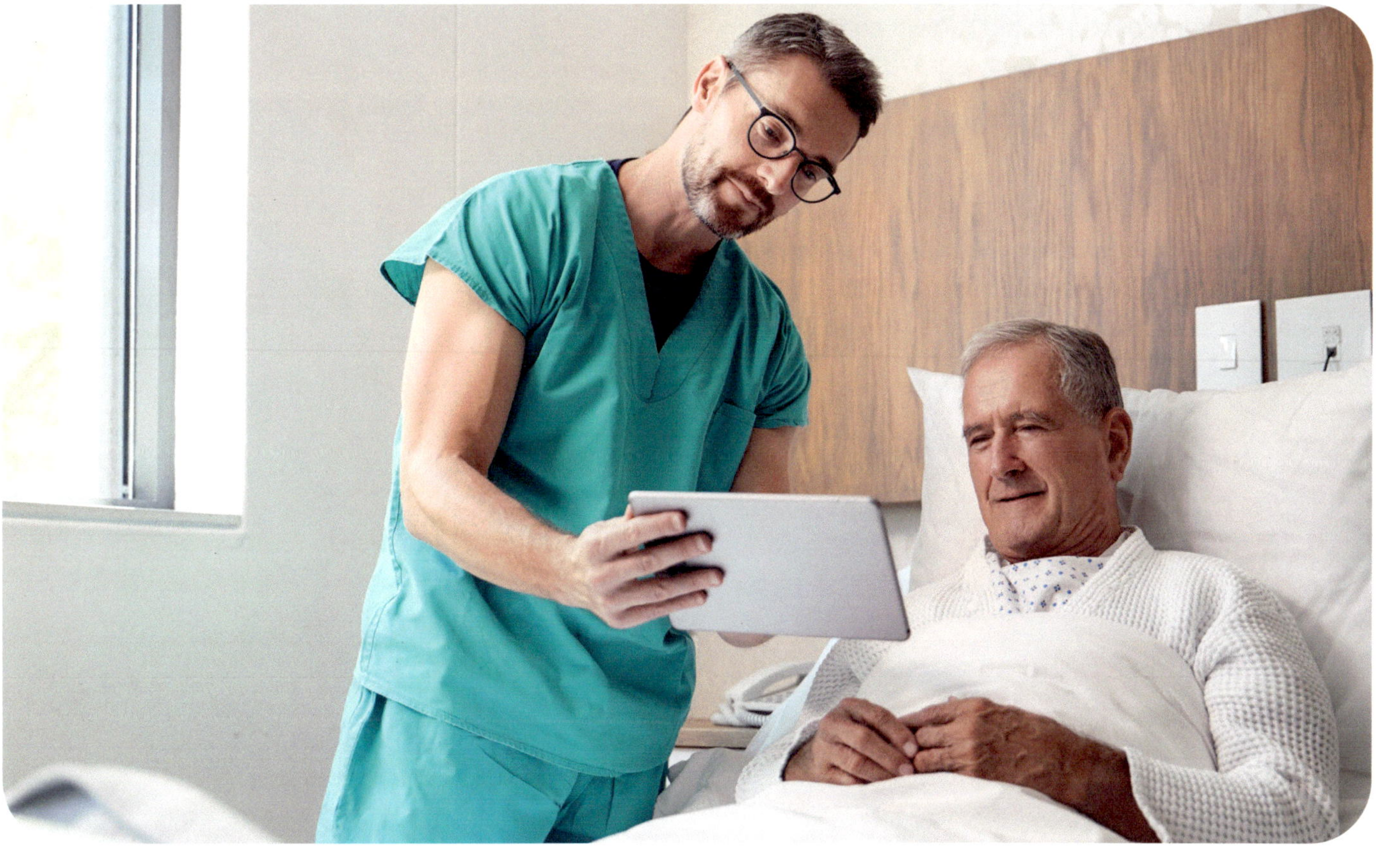

En la recidiva de PSA, los niveles de PSA no disminuyen después de la cirugía o de la radioterapia. Cuando los niveles de PSA descienden a cero, pero el cáncer regresa más adelante, esto se denomina recidiva. La persistencia o recidiva del PSA que se presenta después de la cirugía se trata de manera diferente a la persistencia o recidiva del PSA después de la radioterapia.

Los niveles de PSA deberían ser casi indetectables después de una prostatectomía radical o radioterapia de haz externo (RTHE). Cuando los niveles de PSA no caen cerca de cero después del tratamiento, esto se denomina **persistencia del PSA**.

Cuando el cáncer regresa después de que los niveles de PSA caen casi a cero, esto se denomina **recidiva**. El cáncer puede regresar en el mismo lugar o en un área diferente del cuerpo. La recidiva después de una prostatectomía radical se trata de manera diferente al cáncer que regresa después de la RTHE.

En ocasiones, el cáncer progresa a una enfermedad metastásica sin recidiva o persistencia del PSA. Esto se denomina cáncer de próstata sin castración previa. El tratamiento para el cáncer de próstata sin castración previa se puede encontrar en el próximo capítulo.

Después de la prostatectomía

Persistencia

Después de una prostatectomía radical, su nivel de PSA debería caer casi a cero, ya que se extirpó toda la próstata. Si esto no sucede, puede ser un signo de cáncer persistente.

Recidiva

Si su nivel de PSA cae a cero o es indetectable, pero luego aumenta dos veces seguidas, es posible que el cáncer haya regresado (recidiva). El tiempo que tarda el nivel de PSA en duplicarse se calculará como tiempo de duplicación del PSA (TDPSA).

Realización de estudios

Su médico puede considerar los siguientes estudios:

- TDPSA
- Gammagrafía ósea
- TC de tórax
- TC o IRM de abdomen y pelvis
- TEP/TC o TEP/IRM
- Biopsia de la celda prostática

Tratamiento

El tratamiento se basará en si el estudio detecta metástasis a distancia. Consulte la Guía 7.

Sin metástasis (M0)

Si no hay metástasis a distancia, las opciones de tratamiento son las siguientes:

- RTHE
- RTHE con TSA
- Observación

La administración de TSA con RTHE puede prolongar la supervivencia en ciertos pacientes. Se debe considerar el TSA intermitente si elige la RTHE con TSA. Si es una persona mayor y su TDPSA es superior a 12 meses, la observación es una opción. La observación consiste en realizar estudios de forma regular para poder administrar el TSA paliativo si es probable que comiencen los síntomas del cáncer.

El TSA puede incluir lo siguiente:

- Agonista de la LHRH solo
- Agonista de la LHRH con antiandrógeno
- Antagonista de la LHRH

Después del tratamiento

Después del tratamiento, comenzarán las pruebas para controlar la progresión de la enfermedad. Si está recibiendo el TSA, se medirán los niveles de testosterona.

Los estudios deben incluir lo siguiente:

- Gammagrafía ósea
- TC de tórax
- TC o IRM de abdomen y pelvis
- TEP/TC o TEP/IRM (según sea necesario)

Metástasis a distancia (M1)

Si se detecta una metástasis a distancia, las opciones de tratamiento se describen en el capítulo siguiente sobre cáncer de próstata sin castración previa.

Guía 7
Alternativas de tratamiento: Persistencia o recidiva del PSA después de la prostatectomía radical

No hay metástasis a distancia	RTHE RTHE con TSA Observación	➡ Cuando el cáncer progresa, Consulte el capítulo 7: Cáncer de próstata sin castración previa
Metástasis a distancia	Consulte el capítulo 7: Cáncer de próstata sin castración previa	

Después de la radioterapia

Después de la radioterapia, los niveles de PSA generalmente caen casi a cero. Si su nivel de PSA cae casi a cero, pero luego aumenta en al menos 2 ng/ml, es posible que el cáncer haya regresado. Otros cambios de PSA también pueden ser un signo de recidiva. Se pueden encontrar signos de cáncer mediante un examen de tacto rectal. El tiempo que tarda el nivel de PSA en duplicarse se calculará como tiempo de duplicación del PSA (TDPSA).

Un TDPSA rápido sugiere que el cáncer se extendió fuera de la próstata. Se utilizará para determinar su nivel de riesgo. Los estudios de diagnóstico por imágenes pueden realizarse para detectar la metástasis a distancia.

Tratamiento

El tratamiento se basará en si es candidato para el tratamiento local. El tratamiento local es una terapia que se enfoca en la próstata. Incluye la prostatectomía radical con PLND, braquiterapia, crioterapia y ecografía concentrada de alta intensidad (HIFU). La observación también es una opción.

El tratamiento local es una opción si se presentan todas las siguientes condiciones:

- El estadio clínico original fue T1-T2, NX (no se puede evaluar el cáncer en los ganglios linfáticos) o N0.
- Tiene una expectativa de vida de más de 10 años.
- En este momento, el PSA es inferior a 10 ng/ml.

Para conocer las opciones de tratamiento, consulte la Guía 8.

Guía 8
Alternativas de tratamiento: Persistencia o recidiva del PSA después de la radioterapia

El tratamiento local es una opción	La biopsia mediante TRUS detecta cáncer: • Observación • Prostatectomía radical con PLND • Braquiterapia • Crioterapia • HIFU La biopsia mediante TRUS no detecta cáncer: • Observación • TSA	Cuando el cáncer progresa, • Consulte el capítulo 7: Cáncer de próstata sin castración previa • Consulte el capítulo 8: Cáncer de próstata resistente a la castración (CPRC)

Para confirmar que el tratamiento local es adecuado para usted, los estudios incluirán lo siguiente:

- TDPSA
- Gammagrafía ósea
- IRM de próstata
- Biopsia mediante TRUS

Otros estudios incluirán:

- TC de tórax
- TC o IRM de abdomen y pelvis
- TEP/TC o TEP/IRM

La biopsia mediante TRUS detecta cáncer

Las opciones de tratamiento local se basan en si se encuentra cáncer en la biopsia mediante TRUS.

Si la biopsia mediante TRUS detecta cáncer, las opciones de tratamiento son las siguientes:

- Observación
- Prostatectomía radical con PLND
- Braquiterapia
- Crioterapia
- HIFU

La biopsia mediante TRUS no detecta cáncer

Si la biopsia mediante TRUS no detecta cáncer, las opciones de tratamiento son las siguientes:

- Observación
- TSA

Después del tratamiento

Después del tratamiento, se controlará la progresión de la enfermedad. Si se sospecha que la enfermedad progresó, se incluyen los siguientes estudios para confirmar si el cáncer creció o se extendió:

- Gammagrafía ósea
- TC de tórax
- TC o IRM de abdomen y pelvis
- TEP/TC o TEP/IRM (según sea necesario)

Repaso

- Se denomina recidiva del PSA cuando los niveles del PSA aumentan después del tratamiento del cáncer de próstata con cirugía o radioterapia. Esto podría significar que el cáncer ha vuelto a aparecer (recidiva) o que el tratamiento no logró reducir la cantidad de cáncer en el cuerpo (persistencia).
- El cáncer que regresa después de una prostatectomía radical se trata de manera diferente al cáncer que regresa después de la radioterapia.
- La persistencia o recidiva después de una prostatectomía radical se basa en si se detecta metástasis a distancia.
- La persistencia o recidiva después de la radioterapia se basa en si la terapia local es una opción. El tratamiento local es una terapia que se enfoca en la próstata.

7

Cáncer de próstata sin castración previa

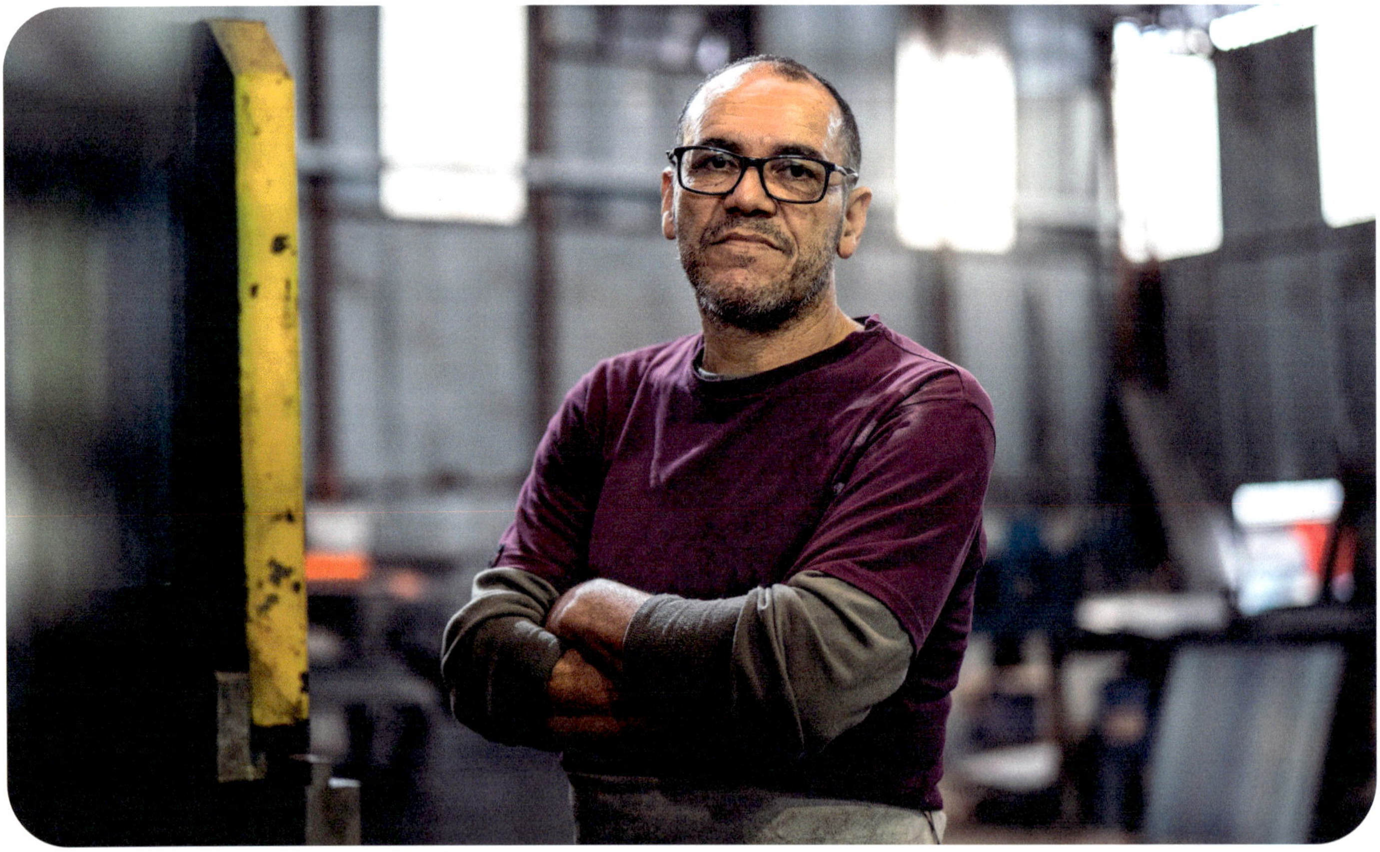

Si no está recibiendo TSA y su cáncer de próstata progresa o empeora, esto se denomina cáncer de próstata sin castración previa. Puede tener cáncer de próstata sin castración previa si su diagnóstico inicial o primer diagnóstico fue cáncer de próstata metastásico.

El cáncer de próstata sin castración previa generalmente se trata con hormonoterapia. Esto ayuda a prevenir la extensión del cáncer. Las opciones de tratamiento para el cáncer de próstata sin castración previa se basan en si el cáncer hizo metástasis (M1) o no (M0). Consulte la Guía 9.

Sin metástasis (M0)

Si no hay metástasis, las opciones son observación (opción preferida) o TSA.

Observación

La observación es la opción preferida para el cáncer de próstata sin castración previa y sin metástasis (M0). La observación consiste en realizar estudios de forma regular para poder administrar tratamiento paliativo con el TSA si es probable que comiencen los síntomas del cáncer. Los estudios durante la observación incluyen el PSA y el examen de tacto rectal.

Hormonoterapia

La castración quirúrgica que extirpa ambos testículos se llama orquiectomía bilateral. Esta cirugía es un tipo de tratamiento de supresión androgénica (TSA). Una orquiectomía se puede combinar con otras TSA. Las hormonas, como un agonista de LHRH o un antagonista de LHRH, o un agonista de LHRH con antiandrógeno, son tipos de TSA que se usan para tratar este cáncer.

El TSA puede ser tóxico y provocar efectos secundarios. Para reducir los efectos secundarios, el TSA intermitente podría ser una opción. El tratamiento intermitente se alterna entre períodos

Guía 9
Alternativas de tratamiento: Cáncer de próstata sin castración previa

M0	• Observación (opción preferida) • TSA	→	Tratamiento seguido de: • Exploración física con PSA cada 3 a 6 meses • Diagnóstico por imágenes para los síntomas o aumento del PSA
M1	TSA solo o con uno de los siguientes: • Apalutamida (opción preferida) • Abiraterona (opción preferida) • Docetaxel (opción preferida) • Enzalutamida (opción preferida) • Abiraterona de partículas finas • RTHE para el tumor primario en la enfermedad de bajo volumen	→	Tratamiento seguido de: • Exploración física con PSA cada 3 a 6 meses • Diagnóstico por imágenes para los síntomas o aumento del PSA

en los que recibe o no el tratamiento con TSA. Puede proporcionar un control del cáncer similar a la hormonoterapia continua, pero permite que el cuerpo descanse del tratamiento.

El TSA intermitente suele comenzar con un tratamiento continuo que se interrumpe después de aproximadamente 1 año. El tratamiento se reanuda cuando se alcanza un determinado nivel de PSA o cuando aparecen los síntomas. Los niveles de PSA que desencadenan el reinicio del tratamiento pueden depender de la tasa de aumento, el tiempo sin terapia, el nivel de PSA en el tratamiento anterior u otros factores específicos de la persona. El TSA intermitente requiere un control estricto de los niveles de PSA y testosterona, especialmente durante los períodos sin tratamiento.

Los agonistas de la LHRH pueden provocar un aumento de la testosterona durante varias semanas. Este aumento se llama “repunte”. El repunte puede causar dolor si se detectan metástasis óseas en los estudios de diagnóstico por imágenes (metástasis manifiestas). El dolor no significa que el cáncer esté creciendo. Es posible que le den un medicamento para prevenir el repunte.

Pregúntele a su médico si tiene inquietudes acerca de los efectos secundarios del TSA que le están recetando y qué podría hacer para prevenirlos.

Metástasis (M1)

Le harán estudios para confirmar las metástasis.

Los estudios pueden incluir los siguientes:

- Gammagrafía ósea
- TC de tórax
- TC o IRM de abdomen/pelvis con o sin contraste
- TEP/TC o TEP/IRM
- Pruebas de biomarcadores y análisis genéticos para el riesgo de cáncer hereditario

Las opciones de tratamiento consistirán en el TSA solo o con uno de los siguientes:

- Apalutamida (opción preferida)
- Abiraterona (opción preferida)
- Docetaxel (opción preferida)
- Enzalutamida (opción preferida)
- Abiraterona de partículas finas
- RTHE para el tumor primario en la metástasis de bajo volumen

Radioterapia

La RTHE podría agregarse al TSA para tratar la metástasis ósea o los síntomas causados por el cáncer de próstata.

Hormonoterapia

La orquiectomía es un tipo de TSA. Puede combinarse con quimioterapia u otra hormonoterapia. Los tipos de medicamentos del TSA se usan solos o en combinación con la quimioterapia u hormonoterapia.

Monitorización

Mientras recibe hormonoterapia, su médico controlará los resultados del tratamiento. Un nivel de PSA en aumento sugiere que el cáncer está creciendo. Este aumento se denomina recidiva bioquímica. Si los niveles de PSA están aumentando, se deben analizar sus niveles de testosterona para ver si se encuentran en niveles de castración (menos de 50 ng/dl). Deben mantenerse los niveles de castración.

Los estudios para controlar la progresión de la enfermedad incluyen los siguientes:

- Exploración física con PSA cada 3 a 6 meses
- Diagnóstico por imágenes para los síntomas o aumento del PSA

Si las pruebas anteriores muestran que su cáncer podría estar creciendo o extendiéndose, se recomiendan los siguientes estudios:

- Gammagrafía ósea
- TC de tórax
- TC o IRM de abdomen y pelvis
- Considerar la TEP/TC o TEP/IRM

Progresión de la enfermedad

Si su cáncer de próstata sin castración previa empeora, ya que crece o se extiende, y no responde al tratamiento, podría tratarse de cáncer de próstata resistente a la castración. Esto se describe en el próximo capítulo.

Repaso

- El cáncer que progresa cuando no recibe tratamiento de supresión androgénica (TSA) se denomina cáncer de próstata sin castración previa. Puede ser metastásico (M1) o no metastásico (M0).
- El cáncer de próstata sin castración previa M1 se trata solo con TSA o con otro tratamiento, como RTHE, quimioterapia u otra hormonoterapia.
- La cirugía para extirpar los testículos (orquiectomía) es un tipo de TSA y es una opción para el cáncer de próstata sin castración previa, tanto M0 como M1.
- El TSA puede usarse solo o con quimioterapia, radioterapia, esteroides u otras hormonoterapias.
- La observación es la opción preferida para el cáncer de próstata sin castración previa M0.
- Durante el tratamiento, se le realizarán exámenes físicos periódicos, estudios de PSA y gammagrafías óseas (si es necesario).
- Si una prueba muestra que el cáncer puede estar progresando, el siguiente tratamiento se basará en si hay metástasis.

8
Cáncer de próstata resistente a la castración

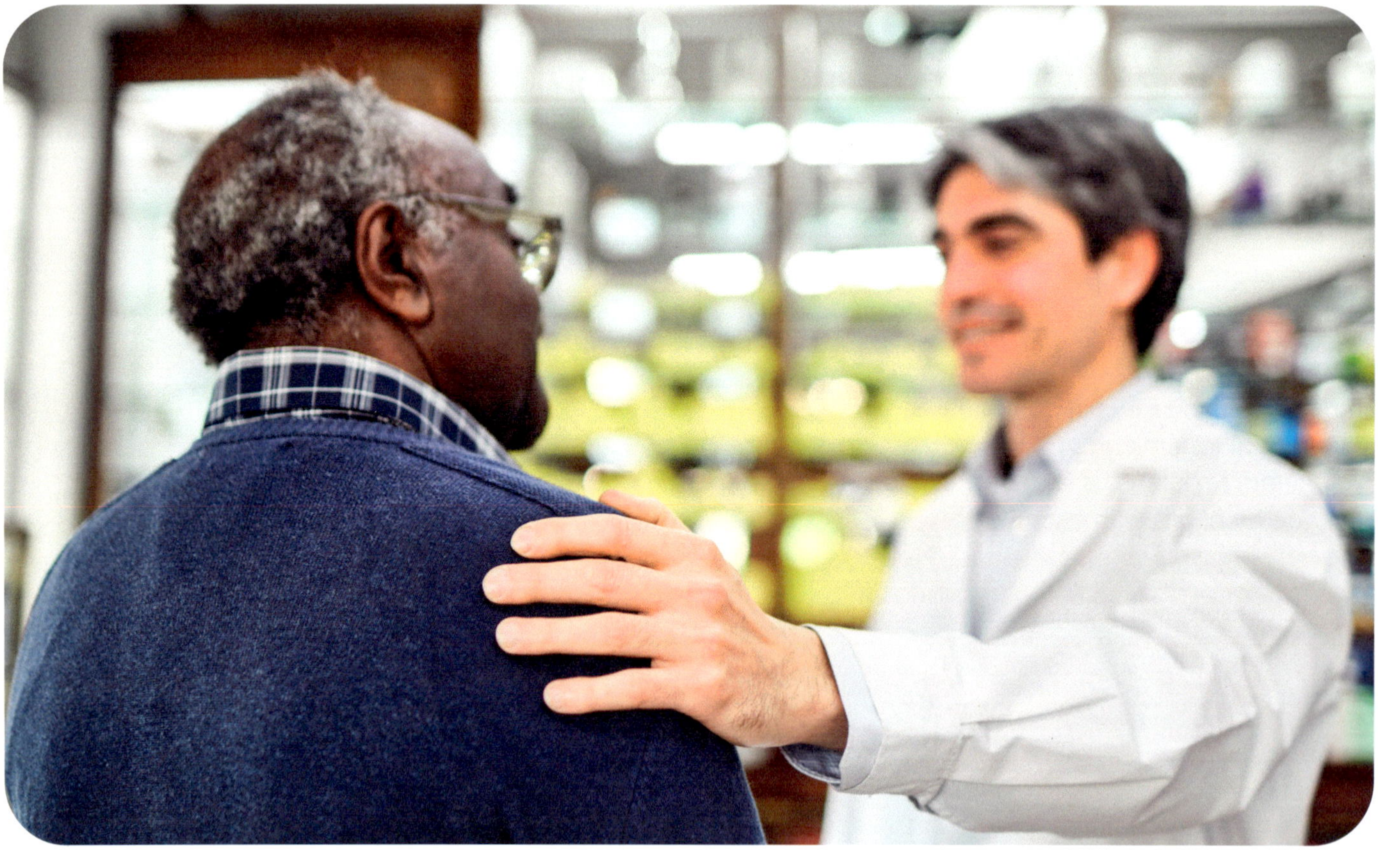

Muchos tipos de cáncer de próstata en estadio temprano necesitan altos niveles de testosterona para crecer, pero no es el caso del cáncer de próstata resistente a la castración (CPRC). El tratamiento se basa en si hay metástasis o no. Si hay metástasis, el tratamiento se basa en el tipo de metástasis.

Descripción general

Cuando el cáncer de próstata progresa, a pesar de que hay un nivel de castración de testosterona de menos de 50 ng/dl, se denomina cáncer de próstata resistente a la castración (CPRC). Esto significa que el cáncer de próstata ha seguido creciendo a pesar de que los niveles de testosterona son muy bajos. Muchos tipos de cáncer de próstata en estadio temprano necesitan testosterona para crecer, pero no es el caso del cáncer de próstata resistente a la castración.

La mayoría de los hombres con cáncer de próstata en estadio avanzado dejarán de responder al tratamiento de supresión androgénica (TSA). Como resultado, se podría agregar otra hormonoterapia al TSA. A esto se le llama hormonoterapia secundaria. Como otra opción, se podría agregar el TSA a la quimioterapia.

Las opciones de tratamiento se basan en si se presentan las siguientes condiciones:

- Sin metástasis (M0): Si no hay metástasis, se escribe como CPRC M0.
- Metástasis (M1) y tipo de metástasis: Si hay metástasis, se escribe como CPRC M1.

Aunque el cáncer ha regresado durante el TSA, es importante seguir realizando este tratamiento. Para tratar el CPRC, los niveles de testosterona deben permanecer en niveles de castración (menos de 50 ng/dl). Es posible que continúe con su tratamiento actual o que su médico cambie el tipo de hormonoterapia.

Los estudios de diagnóstico por imágenes pueden ser necesarios para detectar los signos de metástasis a distancia.

CPRC M0

El CPRC M0 es un cáncer de próstata resistente a la castración sin signos de metástasis a distancia. Consulte la Guía 10.

Tratamiento

Deberá seguir realizándose estudios de diagnóstico por imágenes para detectar metástasis a distancia y análisis de sangre para controlar los niveles de PSA. Además, seguirá recibiendo el TSA para mantener los niveles de testosterona por debajo de 50 ng/dl. El objetivo del tratamiento es retrasar la propagación del cáncer de próstata y limitar los efectos secundarios del tratamiento.

Se medirá el tiempo de duplicación del PSA (TDPSA). El TDPSA es el tiempo que tarda el nivel del PSA en duplicarse. Las opciones de tratamiento se basarán en el TDPSA.

TDPSA de más de 10 meses

Si se necesitan más de 10 meses para que su PSA se duplique, las opciones son la observación (opción preferida) o se podría agregar otra hormonoterapia.

TDPSA de 10 meses o menos

Si su PSA tarda 10 meses o menos en duplicarse, las siguientes son sus opciones de hormonoterapia:

- Apalutamida (opción preferida)
- Darolutamida (opción preferida)
- Enzalutamida (opción preferida)
- Otra hormonoterapia

Si su nivel de PSA aumenta con cualquiera de los tratamientos anteriores, los siguientes pasos se basarán en si hay metástasis o no.

Sin metástasis (M0)

Si no hay metástasis, su médico cambiará o mantendrá su tratamiento hormonal actual y continuará controlando el cáncer. Su médico buscará signos de que su cáncer podría estar empeorando. Si su cáncer no empeora, puede ser una señal de que el tratamiento actual lo mantiene estable.

Metástasis (M1)

Se realizará el siguiente estudio para confirmar la metástasis:

- Gammagrafía ósea
- TC de tórax
- TC o IRM de abdomen y pelvis
- Considerar la TEP/TC o TEP/IRM

Guía 10
Alternativas de tratamiento: CPRC M0

TDPSA de más de 10 meses	• Observación (opción preferida) • Otra hormonoterapia	→	Si el PSA aumenta, los estudios por imágenes deben incluir: • Gammagrafía ósea • TC de tórax • TC o IRM de abdomen y pelvis • Considerar la TEP/TC o TEP/IRM	→	Si no hay metástasis, se debe cambiar o mantener el tratamiento actual y continuar la monitorización Si hay metástasis, consulte CPRC M1
TDPSA de 10 meses o menos	Opciones preferidas: • Apalutamida • Darolutamida • Enzalutamida Otra hormonoterapia	→	Si el PSA no aumenta, se debe continuar el tratamiento actual y continuar la monitorización		

Hay distintos tipos de metástasis:

- Hueso
- Tejidos blandos y ganglios linfáticos
- Visceral (órgano)

Bajo y alto volumen son términos que se utilizan para describir las metástasis.

- La **enfermedad metastásica de bajo volumen (M1)** incluye metástasis ganglionar o 3 o menos metástasis óseas.
- La **enfermedad metastásica de alto volumen (M1)** incluye metástasis viscerales o 4 o más metástasis óseas con 1 o más metástasis óseas fuera de la columna o de la pelvis.

En la siguiente sección, se describen las opciones de tratamiento para el cáncer de próstata resistente a la castración con metástasis (CPRC M1). Estas opciones se basan en si el cáncer se encuentra o no en los órganos internos (viscerales).

CPRC M1

El tratamiento del CPRC M1 se basa en el tipo metástasis. La metástasis ósea es un tipo de cáncer que se ha extendido a los huesos, pero no a los órganos internos (viscerales). La metástasis visceral se presenta en el hígado, pulmón, glándula suprarrenal, peritoneo o cerebro. El peritoneo recubre la pared abdominal y cubre la mayoría de los órganos del abdomen. Los ganglios linfáticos y los tejidos blandos, como los músculos o los vasos sanguíneos, no se consideran viscerales.

Realización de estudios

Se realizará una biopsia de la metástasis visceral. Si no se hizo antes, el tumor se analizará para detectar MSI-H o dMMR, estirpe germinal y otras mutaciones. Se realizarán estudios de diagnóstico por imágenes para confirmar la metástasis ósea.

Cáncer de próstata microcítico/ neuroendócrino

Si los estudios detectan cáncer de próstata microcítico o neuroendócrino, las opciones de tratamiento son la quimioterapia y el mejor tratamiento complementario.

Las opciones de quimioterapia incluyen:

- Cisplatino con etopósido
- Carboplatino con etopósido
- Docetaxel con carboplatino

Resumen del tratamiento

Continuará con el tratamiento de supresión androgénica (TSA) para mantener los niveles de castración por debajo de 50 ng/dl.

El tratamiento del CPRC M1 debe incluir el mejor tratamiento complementario. El mejor tratamiento complementario no es el tratamiento del cáncer. Es el tratamiento para mejorar la calidad de vida y aliviar las molestias.

Las opciones para la metástasis ósea incluyen:

- Tratamiento dirigido a los huesos (se prefiere denosumab)
- Radioterapia paliativa para la metástasis ósea dolorosa

Tratamiento de primera línea

Las opciones de tratamiento sistémico de primera línea para el CPRC M1 se describen en la Guía 11.

Las opciones preferidas son las siguientes:

- Abiraterona
- Docetaxel
- Enzalutamida
- Sipuleucel-T

Es posible probar todas las opciones de tratamiento enumeradas. El mejor tratamiento complementario siempre es una opción.

Radio 223

El radio 223 es una opción para la metástasis que se encuentra principalmente en los huesos y no en los órganos internos (viscerales).

Sipuleucel-T

El sipuleucel-T es una inmunoterapia creada a partir de sus propias células inmunitarias. Se usa para tratar el CPRC metastásico en los casos en que la metástasis se encuentra en el hueso y no en tejidos blandos, ganglios linfáticos ni órganos viscerales.

Para tratamientos distintos al sipuleucel-T, se produce una disminución de los niveles de PSA o una mejora en los estudios de diagnóstico por imágenes si el tratamiento está funcionando. Esto no suele suceder de inmediato con sipuleucel-T. No se desanime si los resultados del estudio no mejoran.

Guía 111 Opciones de tratamiento de primera línea: CPRC M1
Opciones preferidas: • Abiraterona • Docetaxel • Enzalutamida • Sipuleucel-T
Radio 223 para metástasis ósea
Mitoxantrona para aliviar el dolor en personas con metástasis visceral que no puede tolerar otros tratamientos
Abiraterona de partículas finas
Otra hormonoterapia

Tratamiento de segunda línea

El tratamiento siguiente o de segunda línea se basa en si el primer tratamiento se administró:

- Enzalutamida o abiraterona
- Docetaxel

Si se sometió a un tratamiento sistémico, deberá probar un tratamiento diferente al anterior. Es posible probar todas las opciones de tratamiento enumeradas. El mejor tratamiento complementario siempre es una opción. Consulte la Guía 12.

Guía 12
Opciones de segunda línea: CPRC M1

Opciones después de la enzalutamida o abiraterona	Preferida	• Docetaxel • Sipuleucel-T
	Útil	• Olaparib para HRRm • Pembrolizumab para MSI-H o dMMR • Radio 223 para metástasis ósea • Rucaparib para la mutación de *BRCA*
	Otro, si no se tomó antes	• Abiraterona • Cabazitaxel • Enzalutamida • Abiraterona de partículas finas • Otra hormonoterapia
Progresión tras el docetaxel	Preferida	• Abiraterona • Cabazitaxel • Enzalutamida
	Útil	• Mitoxantrona para aliviar el dolor en personas con metástasis visceral que no puede tolerar otros tratamientos • Olaparib para HRRm • Pembrolizumab para MSI-H o dMMR • Radio 223 para metástasis ósea • Rucaparib para la mutación de *BRCA*
	Otro, si no se tomó antes	• Considerar la reexposición al docetaxel • Abiraterona de partículas finas • Sipuleucel-T • Otra hormonoterapia

Cuando el CPRC M1 progresa

Si el cáncer de próstata resistente a la castración progresa, su médico probará un tratamiento diferente al anterior. Es posible probar todas las opciones de tratamiento enumeradas. Las opciones se basan en el tipo de metástasis y mutaciones tumorales. El mejor tratamiento complementario siempre es una opción.

- Si el docetaxel falla, es posible que su médico quiera probar docetaxel nuevamente. A esto se le llama reexposición al docetaxel.
- Todas las personas con CPRC deben recibir el mejor tratamiento complementario.
- Hable con su médico sobre qué quiere del tratamiento. Siempre puede optar por no continuar con el tratamiento sistémico.

Para conocer las opciones de tratamiento, consulte la Guía 13.

Guía 13
Alternativas de tratamiento: Progresión de la enfermedad del CPRC M1

Preferida	Uno de los que figuran a continuación si no se tomó antes: • Abiraterona • Cabazitaxel • Reexposición al docetaxel • Enzalutamida
Útil en casos seleccionados	• Olaparib para HRRm • Pembrolizumab para MSI-H o dMMR • Mitoxantrona para aliviar el dolor en personas con metástasis visceral que no puede tolerar otros tratamientos • Radio 223 para metástasis ósea • Rucaparib para la mutación de *BRCA*
Otro, si no se tomó antes	• Abiraterona de partículas finas • Otra hormonoterapia

Repaso

- La enfermedad avanzada suele tratarse primero con tratamiento de supresión androgénica (TSA).
- El cáncer de próstata resistente a la castración (CPRC) es un tipo de cáncer de próstata que crece a pesar de los niveles muy bajos de testosterona. Puede ser metastásico (CPRC M1) o no metastásico (CPRC M0).
- En el cáncer de próstata resistente a la castración, si la supresión de testosterona no es suficiente para controlar el cáncer, se necesitarán otros tratamientos sistémicos. El TSA continúa.
- El objetivo del tratamiento del CPRC M0 es retrasar la propagación del cáncer de próstata y limitar los efectos secundarios del tratamiento.
- El tratamiento del CPRC M1 se basa en si hay metástasis visceral (órganos internos).
- El radio 233 se usa para aquellos casos con metástasis ósea.
- El sipuleucel-T se usa para tratar el CPRC metastásico en los casos en que la metástasis se encuentra en el hueso y no en tejidos blandos, ganglios linfáticos ni órganos viscerales.
- Todas las personas con CPRC deben recibir el mejor tratamiento complementario.

9
Toma de decisiones acerca del tratamiento

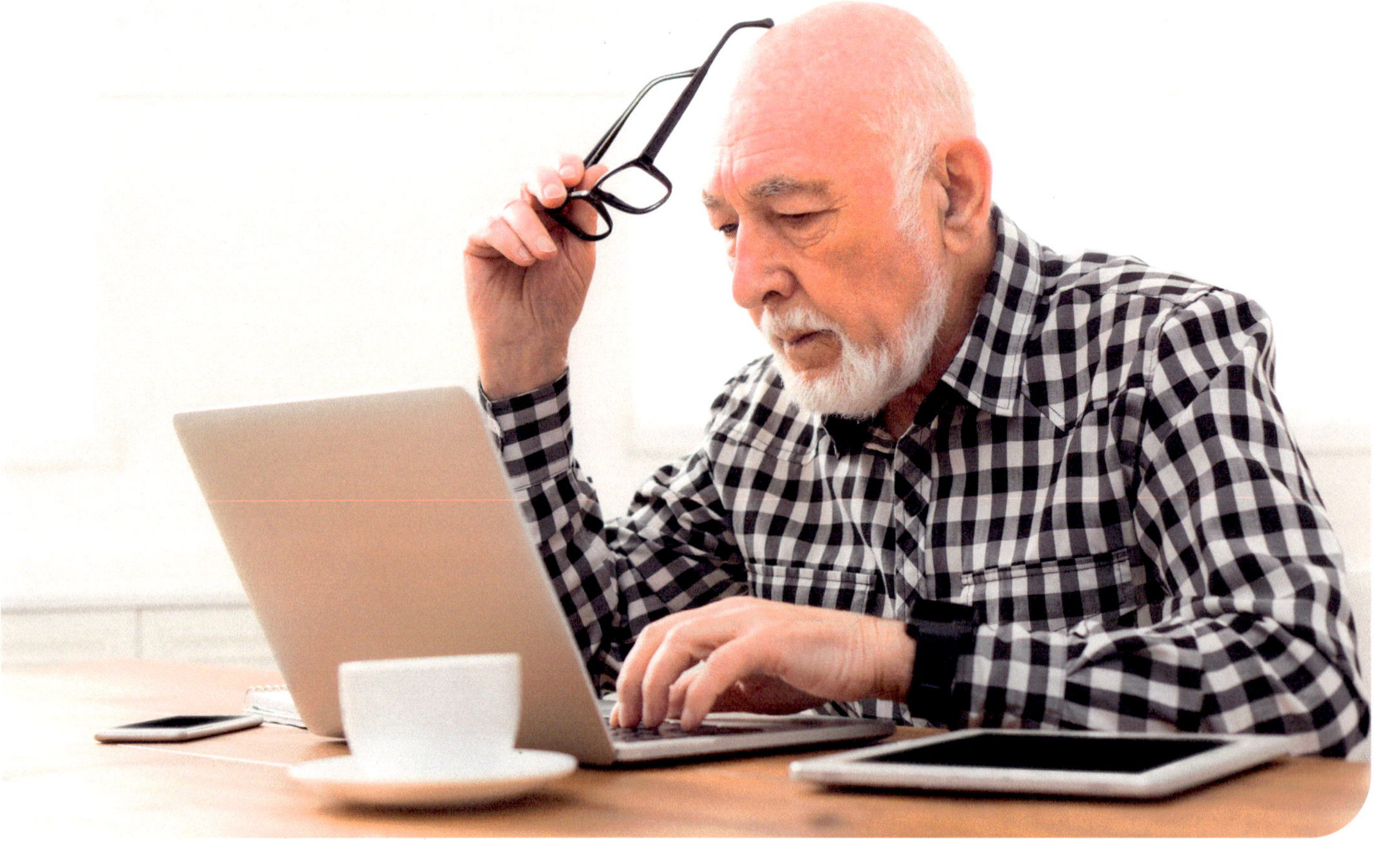

Es importante sentirse cómodo con el tratamiento del cáncer que elija. Esta opción comienza teniendo una conversación franca y honesta con sus médicos.

Es su decisión

En el caso de compartir la toma de decisiones, sus médicos y usted comparten información, conversan sobre las opciones y se ponen de acuerdo sobre un plan de tratamiento. Esto comienza con una conversación franca y honesta entre usted y su médico.

Las decisiones sobre el tratamiento son muy personales. Lo que es importante para usted puede no serlo para otra persona.

Algunas cosas que pueden afectar su toma de decisiones:

- Lo que deseamos y cómo lo deseamos puede ser diferente a lo que desean los demás
- Sus creencias religiosas y espirituales
- Sus sentimientos sobre ciertos tratamientos como la cirugía o la quimioterapia
- Sus sentimientos sobre el dolor o los efectos secundarios como las náuseas y los vómitos
- El costo del tratamiento, el viaje hasta los centros de tratamiento y el tiempo alejado de trabajo
- La calidad de vida y la longevidad
- Que tan activo es y las actividades que son importantes para usted

Piense en lo que desea obtener del tratamiento. Hable francamente de los riesgos y beneficios de los tratamientos y procedimientos específicos. Pondere las opciones y hable de sus inquietudes con su médico. Si se toma el tiempo de entablar una relación con su médico, lo ayudará a sentirse apoyado cuando considere las alternativas y tome decisiones sobre el tratamiento.

Obtener una segunda opinión

Es normal querer comenzar el tratamiento lo antes posible. Si bien el cáncer no puede ignorarse, hay tiempo para que otro médico analice los resultados de sus estudios y sugiera un plan de tratamiento. Esto se llama obtener una segunda opinión y es una parte normal del tratamiento del cáncer. ¡Los médicos también buscan segundas opiniones!

Puede prepararse de la siguiente manera:

- Verifique las normas sobre segundas opiniones de su compañía de seguro. Puede haber costos que usted deberá pagar de su bolsillo por los médicos que no sean parte de su plan de seguro.
- Planifique que le envíen copias de todos sus registros al médico que verá para la segunda opinión.

Grupos de apoyo

Muchas personas con diagnóstico de cáncer consideran que los grupos de apoyo son útiles. Los grupos de apoyo suelen incluir personas en diferentes etapas del tratamiento. Algunas pueden estar recién diagnosticadas, mientras otras pueden haber terminado el tratamiento. Si no hay grupos de apoyo para personas con cáncer en su hospital o en su comunidad, revise los sitios web que aparecen en este libro.

Preguntas para los médicos

En las siguientes páginas hay preguntas que puede hacer a los médicos. No dude en usar estas preguntas o crear las suyas propias. Sea claro sobre sus objetivos para el tratamiento y sepa lo que puede esperar de él.

Preguntas sobre los estudios y la estadificación

1. ¿Qué pruebas tendré que hacerme?
2. ¿Cuándo me realizarán una biopsia? ¿Me harán más de una? ¿Cuáles son los riesgos?
3. ¿Me harán algún análisis genético?
4. ¿Cuándo sabré los resultados y quién me los explicará?
5. ¿Quién hablará conmigo sobre los próximos pasos? ¿Cuándo?
6. ¿Qué medidas tomará para que me sienta cómodo durante las pruebas?
7. ¿Me daría una copia del informe anatomopatológico y de los resultados de los otros estudios?
8. ¿Cuáles el estadio del cáncer? ¿Qué significa este estadio en términos de supervivencia?
9. ¿Qué es el grado del cáncer? ¿Este grado significa que el cáncer crecerá y se extenderá más rápido?
10. ¿Se puede curar el cáncer? Si no es curable, ¿el tratamiento puede impedir que el cáncer se extienda?

Preguntas sobre el tratamiento

1. ¿Cuáles son mis opciones de tratamiento? ¿Cuáles son los beneficios y los riesgos?
2. ¿Qué tratamientos recomienda y por qué?
3. ¿De qué manera mi edad, mi salud y otros factores afectan mis opciones?
4. ¿Cuánto tiempo tengo para decidir sobre el tratamiento?
5. ¿Cuándo comenzaré el tratamiento? ¿Cuánto tiempo tomará el tratamiento?
6. ¿Cuánto cuesta el tratamiento? ¿Qué parte cubrirá mi seguro?
7. ¿Cuáles son las posibilidades de que regrese el cáncer? ¿Cuál será el tratamiento si regresa?
8. Me gustaría obtener una segunda opinión ¿Me puede recomendar a alguien?
9. ¿Qué tratamiento me dará la mejor calidad de vida?
10. ¿Qué se debe evitar o tomar con precaución en particular durante el tratamiento?

Preguntas para los médicos sobre la cirugía

1. ¿A qué tipo de cirugía me someteré?
2. ¿Qué se extirpará durante la cirugía?
3. ¿Cuánto tiempo me tomará recuperarme de la cirugía?
4. ¿Cuánto dolor tendré? ¿Qué se hará para controlar el dolor?
5. ¿Cómo afectará la cirugía a mi vejiga? ¿Cuánto tiempo necesitaré el catéter?
6. ¿Qué se hará para aliviar la molestia del catéter?
7. ¿Cómo afectará la cirugía mi capacidad para lograr y mantener una erección?
8. ¿Cuáles son los riesgos de problemas urinarios a largo plazo?
9. ¿Qué otros efectos secundarios podría esperar de la cirugía?
10. ¿Qué tratamiento recibiré antes, durante o después de la cirugía?

Preguntas para los médicos sobre la radioterapia

1. ¿A qué tipo de radioterapia me someteré?
2. ¿Se enfocará solo en la próstata o también tratará los ganglios linfáticos?
3. ¿Realizará la hormonoterapia con radiación? Si es así, ¿por cuánto tiempo?
4. ¿Cuántas sesiones de tratamiento necesitaré? ¿Se puede realizar un curso de radiación más corto?
5. ¿Ofrecen braquiterapia aquí? En caso negativo, ¿puede recomendarme a alguien que la haga?
6. ¿En qué se diferencia la radioterapia de la cirugía en términos de curación?
7. ¿Cómo afectará la radiación a la vejiga?
8. ¿Cómo afectará la radiación a los intestinos?
9. ¿Cómo afectará la radiación a mi función sexual?
10. ¿Qué otros efectos secundarios puedo esperar de la radiación?

Preguntas para los médicos sobre los efectos secundarios

1. ¿Cuáles son los efectos secundarios previstos del tratamiento?
2. ¿Cuáles son mis probabilidades de experimentar retención urinaria, incontinencia urinaria, problemas intestinales o disfunción eréctil por el cáncer de próstata o su tratamiento?
3. ¿Cuánto durarán estos efectos secundarios?
4. ¿Qué puedo hacer para aliviar o evitar los efectos secundarios?
5. ¿Qué medicamentos puedo tomar para evitar o aliviar los efectos secundarios?
6. ¿Qué puedo hacer para aliviar el dolor y otros efectos secundarios?
   ¿Qué medidas tomará usted?
7. ¿Interrumpirá el tratamiento o lo cambiará si tengo efectos secundarios? ¿Qué es lo que busca?
8. ¿A qué efectos secundarios debo estar atento? ¿Cuándo debo llamar?
   ¿Puedo enviar un mensaje de texto?
9. ¿Qué efectos secundarios son de por vida o irreversibles después de completar el tratamiento?
10. ¿Qué medicamentos pueden empeorar los efectos secundarios del tratamiento?

Preguntas para los médicos sobre los ensayos clínicos

1. ¿Qué ensayos clínicos están disponibles para mi tipo y estadio de cáncer de próstata?
2. ¿Cuáles son los tratamientos realizados en el ensayo clínico?
3. ¿Qué hace el tratamiento?
4. ¿Se ha usado este tratamiento antes? ¿Se ha usado para otros tipos de cáncer?
5. ¿Cuáles son los riesgos y beneficios de este tratamiento?
6. ¿Qué efectos secundarios puedo presentar? ¿Cómo pueden controlarse los efectos secundarios?
7. ¿Por cuánto tiempo participaré en el ensayo clínico?
8. ¿Podré recibir otro tratamiento si este no funciona?
9. ¿Cómo sabrá que el tratamiento está funcionando?
10. ¿El ensayo clínico tendrá algún costo? De ser así, ¿cuánto?

Sitios web

American Cancer Society
cancer.org/cancer/prostatecancer/index

California Prostate Cancer Coalition (CPCC)
prostatecalif.org

Malecare Cancer Support
malecare.org
cancergraph.com

National Alliance of State Prostate Cancer Coalitions (NASPCC)
naspcc.org

National Coalition for Cancer Survivorship
Canceradvocacy.org/toolbox

National Prostate Cancer Awareness Foundation (PCaAware)
pcaaware.org

Nomogramas
nomograms.mskcc.org/Prostate/index.aspx

Prostate Cancer Foundation
pcf.org

Prostate Conditions Education Council (PCEC)
prostateconditions.org

Prostate Health Education Network (PHEN)
prostatehealthed.org

Urology Care Foundation
urologyhealth.org

Us TOO International Prostate Cancer Education and Support Network
ustoo.org/Home

Veterans Prostate Cancer Awareness
vetsprostate.org

ZERO - The End of Prostate Cancer
zerocancer.org

Palabras que debe saber

absorciometría de rayos X de energía dual (DEXA)
Estudio que utiliza pequeñas cantidades de radiación para crear una imagen de los huesos. También se llama densitometría ósea.

agonista de la hormona liberadora de la hormona leutinizante (LHRH)
Medicamento que actúa en el cerebro para evitar que los testículos produzcan testosterona.

antagonista de la hormona liberadora de la hormona luteinizante (LHRH)
Medicamento que actúa en el cerebro para evitar que los testículos produzcan testosterona.

antiandrógeno
Medicamento que detiene la acción de la hormona testosterona.

antígeno prostático específico (PSA)
Proteína producida principalmente por la próstata. Se mide en nanogramos por mililitro de PSA.

biopsia
Procedimiento por el que se extirpan muestras de fluido o tejido para analizarlas en busca de una enfermedad.

bloqueo androgénico combinado (CAB)
Un tratamiento del cáncer que detiene la fabricación o la acción de la testosterona.

braquiterapia
Tratamiento con radiación de un objeto colocado cerca o dentro del tumor. También se llama radiación interna.

braquiterapia de alta tasa de dosis (HDR)
Tratamiento con elementos radiactivos que se retiran al finalizar la sesión de tratamiento.

braquiterapia de baja tasa de dosis (LDR)
Tratamiento con elementos radiactivos que se colocan en el tumor y se dejan descomponer.

cáncer de próstata resistente a la castración (CPRC)
Empeoramiento del cáncer de próstata a pesar del tratamiento que redujo el nivel de testosterona.

cáncer de próstata sin castración previa
Empeoramiento del cáncer de próstata cuando no recibe tratamiento de supresión androgénica (TSA).

cáncer persistente
Cáncer que no se trata por completo.

castración
Cirugía mediante la que se extirpan los testículos o medicamentos que inhiben la función de los testículos para mantener los niveles de testosterona bajos o cercanos a cero.

crioterapia
Un tratamiento que congela las células cancerosas para matarlas. También se conoce como crioablación.

densidad de antígeno prostático específico (PSAD)
El nivel de PSA, una proteína producida por la próstata, en relación con el tamaño de la próstata.

disfunción eréctil
Falta de flujo sanguíneo hacia el pene que limita la erección o la capacidad para mantenerla.

ecografía (US)
Un procedimiento que usa ondas sonoras para tomar imágenes del interior del cuerpo.

ecografía concentrada de alta intensidad (HIFU)
Tratamiento que utiliza ondas sonoras de alta intensidad para generar calor y destruir las células cancerosas.

ecografía transrectal (TRUS)
Prueba que envía ondas sonoras a través del recto para tomar imágenes de la próstata.

enfermedad visceral
Diseminación del cáncer del primer tumor a los órganos del vientre.

examen de tacto rectal
Un estudio de la próstata mediante su palpación a través de la pared del recto.

expectativa de vida
La cantidad de años que es probable que viva una persona.

grado de Gleason
Es una escala que indica cuánto se parecen las células del cáncer de próstata a las células normales. Una puntuación de 1 (mejor) a 5 (peor) hecha por un anatomopatólogo según la capacidad de las células prostáticas para formar glándulas. El grado primario es el patrón más común y el grado secundario es el segundo patrón más común. Las dos puntuaciones se suman para obtener una puntuación de Gleason.

hormonoterapia
Un tratamiento del cáncer que detiene la fabricación o la acción de las hormonas. También se llama tratamiento endócrino cuando se usa para el cáncer en mujeres. También se llama terapia de supresión androgénica cuando se usa para el cáncer en hombres.

imagen por resonancia magnética (IRM)
Un estudio que usa ondas sonoras e imanes potentes para tomar fotografías del interior del cuerpo.

imagen por resonancia magnética multiparamétrica (IRMmp)
Un estudio que toma imágenes que muestran varias características del tejido corporal.

incontinencia urinaria
Una afección de salud en la que no se puede controlar la liberación de orina.

linfadenectomía pélvica (PLND)
Una operación mediante la que se extirpan los ganglios linfáticos entre los huesos de la cadera.

margen quirúrgico
El tejido de aspecto normal alrededor de un tumor que se extirpó durante una operación.

mejor tratamiento complementario
Tratamiento para mejorar la calidad de vida y aliviar las molestias.

metástasis
Diseminación de las células cancerosas del primer tumor a un nuevo sitio.

nomograma
Una herramienta gráfica que usa información médica para predecir un resultado.

observación
Período de prueba para detectar cambios en el estado del cáncer mientras no recibe tratamiento.

orquiectomía
Una operación mediante la que se extirpa uno o ambos testículos.

orquiectomía bilateral
Una operación mediante la que se extirpan ambos testículos.

perineo
La región del cuerpo en los hombres entre el escroto y el ano.

prostatectomía perineal radical
Una operación que extirpa la próstata a través de una incisión entre el escroto y el ano.

prostatectomía radical con conservación de nervios
Una operación mediante la que se extirpa la próstata y uno o ninguno de los haces de nervios cavernosos.

prostatectomía retropúbica radical
Una operación que extirpa la próstata a través de un corte grande que se hace debajo del ombligo.

radiofármacos
Medicamento que contiene una sustancia radiactiva.

radioterapia conformada tridimensional (3D-CRT)
Tratamiento con radiación que usa haces que coinciden con la forma del tumor.

radioterapia de haz externo (RTHE)
Tratamiento del cáncer con radiación recibida desde un equipo que se encuentra fuera del cuerpo.

radioterapia de intensidad modulada (RIM)
Tratamiento con radiación que utiliza pequeños haces de diferentes intensidades.

radioterapia guiada por imágenes (IGRT)
Un tratamiento con radiación que se dirige a los tumores mediante la exploración por imágenes durante el tratamiento.

recidiva
La reaparición del cáncer después de un período sin enfermedad.

repunte
Un aumento de testosterona después de iniciar el tratamiento para reducir su nivel.

retención urinaria
Una afección de salud en la que la orina no puede liberarse de la vejiga.

testosterona
Hormona que ayuda a que funcionen los órganos sexuales masculinos.

tiempo de duplicación del antígeno prostático específico (TDPSA)
El tiempo durante el cual se duplica el nivel de PSA, una proteína producida por la próstata.

tomografía computada (TC)
Un estudio que usa rayos x de varios ángulos para tomar imágenes del interior del cuerpo.

tomografía por emisión de positrones (TEP)
Estudio que utiliza material radioactivo para ver la forma y la función de partes del cuerpo.

tratamiento complementario
Atención médica que incluye el alivio de los síntomas, pero no el tratamiento del cáncer. También se le llama "cuidados paliativos".

tratamiento de supresión androgénica (TSA)
Un tratamiento mediante el que se extirpan los testículos o impide que produzcan testosterona. Se puede lograr mediante cirugía o medicamentos.

tratamiento intermitente
Períodos alternos en los que se participa o no en el tratamiento.

uretra
Estructura en forma de tubo que transporta la orina de la vejiga al exterior del cuerpo; también expulsa el semen en los hombres.

velocidad del antígeno prostático específico (PSA)
Cuánto cambia el nivel de PSA, una proteína producida por la próstata, con el tiempo.

vesícula seminal
Una de las dos glándulas masculinas que produce el fluido que utilizan los espermatozoides para obtener energía.

Colaboradores de NCCN

Esta guía para pacientes se basa en la NCCN Clinical Practice Guidelines in Oncology (NCCN Guidelines®) para el cáncer de próstata. Fue adaptada, revisada y publicada con la colaboración de las siguientes personas:

Dorothy A. Shead, MS
Directora de Operaciones de información para pacientes

Laura J. Hanisch, PsyD
Redactora médica/Especialista en información para pacientes

Erin Vidic, MA
Redactora médica

Rachael Clarke
Correctora médica sénior

Tanya Fischer, MEd, MSLIS
Redactora médica

Stephanie Rovito, MPH, CHES®
Redactora médica

Kim Williams
Gerenta de servicios creativos

Susan Kidney
Especialista en diseño gráfico

La Guía NCCN Clinical Practice Guidelines in Oncology (NCCN Guidelines®) para el cáncer de próstata, versión 2.2020 fue desarrollada por los siguientes miembros del panel de NCCN:

Dr. Edward Schaeffer, PhD/Presidente
Robert H. Lurie Comprehensive Cancer Center of Northwestern University

* Dra. Sandy Srinivas, Vicepresidenta
Stanford Cancer Institute

Dr. Emmanuel S. Antonarakis,
The Sidney Kimmel Comprehensive Cancer Center at Johns Hopkins

Dr. Andrew J. Armstrong,
Duke Cancer Institute

Dr. Justin Bekelman
Abramson Cancer Center at the University of Pennsylvania

* Dra. Heather Cheng, PhD
Fred Hutchinson Cancer Research Center/ Seattle Cancer Care Alliance

Dr. Anthony Victor D'Amico, PhD
Dana-Farber/Brigham and Women's Cancer Center | Massachusetts General Hospital Cancer Center

Dr. Brian J. Davis, PhD
Mayo Clinic Cancer Center

Dra. Tanya Dorff
City of Hope National Medical Center

* Dr. James A. Eastham
Memorial Sloan Kettering Cancer Center

* Thomas A. Farrington
Defensor de pacientes
Prostate Health Education Network (PHEN)

Dr. Xin Gao
Dana-Farber/Brigham and Women's Cancer Center | Massachusetts General Hospital Cancer Center

Dra. Celestia S. Higano, FACP
Fred Hutchinson Cancer Research Center/ Seattle Cancer Care Alliance

Dr. Eric Mark Horwitz
Fox Chase Cancer Center

Dr. Joseph E. Ippolito, PhD
Siteman Cancer Center at Barnes-Jewish Hospital and Washington University School of Medicine

Dr. Christopher J. Kane
UC San Diego Moores Cancer Center

Dr. Michael Kuettel, MBA, PhD
Roswell Park Cancer Institute

Dr. Joshua M. Lang
University of Wisconsin Carbone Cancer Center

Dr. Jesse McKenney
Case Comprehensive Cancer Center/ University Hospitals Seidman Cancer Center and Cleveland Clinic Taussig Cancer Institute

Dr. George Netto
O'Neal Comprehensive Cancer Center at UAB

Dr. David F. Penson, MPH
Vanderbilt-Ingram Cancer Center

Dr. Julio M. Pow-Sang
Moffitt Cancer Center

Dra. Sylvia Richey
St. Jude Children's Research Hospital/ University of Tennessee Health Science Center

Dr. Mack Roach, III
UCSF Helen Diller Family Comprehensive Cancer Center

* Stan Rosenfeld
Defensor de pacientes
University of California San Francisco
Patient Services Committee Chair

Dr. Ahmad Shabsigh
The Ohio State University Comprehensive Cancer Center - James Cancer Hospital and Solove Research Institute

Dr. Daniel Spratt
University of Michigan Rogel Cancer Center

* Dr. Benjamin A. Teply
Fred & Pamela Buffett Cancer Center

Dr. Jonathan Tward, PhD
Huntsman Cancer Institute at the University of Utah

Personal de la NCCN

Deborah Freedman-Cass, PhD
Gerenta, Contenido clínico con licencia

Dorothy A. Shead, MS
Directora de Operaciones de información para pacientes

* Revisaron esta guía para pacientes.
Para divulgaciones, visite www.nccn.org/about/disclosure.aspx.

Centros oncológicos de NCCN

Abramson Cancer Center
at the University of Pennsylvania
Filadelfia, Pensilvania
+1 800.789.7366 • pennmedicine.org/cancer

Fred & Pamela Buffett Cancer Center
Omaha, Nebraska
+1 402.559.5600 • unmc.edu/cancercenter

Case Comprehensive Cancer Center/
University Hospitals Seidman Cancer
Center and Cleveland Clinic Taussig
Cancer Institute
Cleveland, Ohio
+1 800.641.2422 • UH Seidman Cancer Center
uhhospitals.org/services/cancer-services
+1 866.223.8100 • CC Taussig Cancer Institute
my.clevelandclinic.org/departments/cancer
+1 216.844.8797 • Case CCC
case.edu/cancer

City of Hope National Medical Center
Los Ángeles, California
+1 800.826.4673 • cityofhope.org

Dana-Farber/Brigham and
Women's Cancer Center
Boston, Massachusetts
+1 617.732.5500
youhaveus.org

Massachusetts General Hospital
Cancer Center
+1 617.726.5130
massgeneral.org/cancer-center

Duke Cancer Institute
Durham, Carolina del Norte
+1 888.275.3853 • dukecancerinstitute.org

Fox Chase Cancer Center
Filadelfia, Pensilvania
+1 888.369.2427 • foxchase.org

Huntsman Cancer Institute
at the University of Utah
Salt Lake City, Utah
+1 800.824.2073
huntsmancancer.org

Fred Hutchinson Cancer
Research Center/Seattle
Cancer Care Alliance
Seattle, Washington
+1 206.606.7222 • seattlecca.org
+1 206.667.5000 • fredhutch.org

The Sidney Kimmel Comprehensive
Cancer Center at Johns Hopkins
Baltimore, Maryland
+1 410.955.8964
www.hopkinskimmelcancercenter.org

Robert H. Lurie Comprehensive
Cancer Center of Northwestern
University
Chicago, Illinois
+1 866.587.4322 • cancer.northwestern.edu

Mayo Clinic Cancer Center
Phoenix/Scottsdale, Arizona
Jacksonville, Florida
Rochester, Minesota
+1 480.301.8000 • Arizona
+1 904.953.0853 • Florida
+1 507.538.3270 • Minesota
mayoclinic.org/cancercenter

Memorial Sloan Kettering
Cancer Center
Nueva York, Nueva York
+1 800.525.2225 • mskcc.org

Moffitt Cancer Center
Tampa, Florida
+1 888.663.3488 • moffitt.org

The Ohio State University
Comprehensive Cancer Center -
James Cancer Hospital and
Solove Research Institute
Columbus, Ohio
+1 800.293.5066 • cancer.osu.edu

O'Neal Comprehensive
Cancer Center at UAB
Birmingham, Alabama
+1 800.822.0933 •
uab.edu/onealcancercenter

Roswell Park Comprehensive
Cancer Center
Búfalo, Nueva York
+1 877.275.7724 • roswellpark.org

Siteman Cancer Center at Barnes-
Jewish Hospital and Washington
University School of Medicine
St. Louis, Misuri
+1 800.600.3606 • siteman.wustl.edu

St. Jude Children's Research Hospital
The University of Tennessee
Health Science Center
Memphis, Tennessee
+1 866.278.5833 • stjude.org
+1 901.448.5500 • uthsc.edu

Stanford Cancer Institute
Stanford, California
+1 877.668.7535 • cancer.stanford.edu

UC San Diego Moores Cancer Center
La Jolla, California
+1 858.822.6100• cancer.ucsd.edu

UCLA Jonsson
Comprehensive Cancer Center
Los Ángeles, California
+1 310.825.5268 • cancer.ucla.edu

UCSF Helen Diller Family
Comprehensive Cancer Center
San Francisco, California
+1 800.689.8273 • cancer.ucsf.edu

University of Colorado Cancer Center
Aurora, Colorado
+1 720.848.0300 • coloradocancercenter.org

University of Michigan
Rogel Cancer Center
Ann Arbor, Michigan
+1 800.865.1125 • rogelcancercenter.org

The University of Texas
MD Anderson Cancer Center
Houston, Texas
+1 844.269.5922 • mdanderson.org

University of Wisconsin
Carbone Cancer Center
Madison, Wisconsin
+1 608.265.1700 • uwhealth.org/cancer

UT Southwestern Simmons
Comprehensive Cancer Center
Dallas, Texas
+1 214.648.3111 •
utsouthwestern.edu/simmons

Vanderbilt-Ingram Cancer Center
Nashville, Tennessee
+1 877.936.8422 • vicc.org

Yale Cancer Center/
Smilow Cancer Hospital
New Haven, Connecticut
+1 855.4.SMILOW • yalecancercenter.org

Notas

Índice

Made in the USA
Monee, IL
05 November 2026

67385759R00050